講談社選書メチエ

749

第二の精神医学

人間学が癒やす
身体・魂・霊

濱田秀伯

MÉTIER

第三の精神医学◉目次

序章 精神医学と世俗化

内面的人間など存在しない。人間はいつでも外に、世界のなかにあり、世界のなかで自らを認識可能にし、自らを認識するのである。

メルロ＝ポンティ

心の病気は人類の登場と同時に存在したに違いありません。エジプト、ギリシアなどの古代文明に狂気（英語：insanity、フランス語：folie、ドイツ語：Irresein）の記録は数多く残されています。これらを人間の犯した悪や動物憑きではなく病気と捉えて分類し、狂人を患者さんとして人道的に取り扱う近代精神医学が成立したのは一八世紀後半のヨーロッパです。それを象徴する出来事が、フランス革命下でフィリップ・ピネル（一七四五―一八二六年）がパリのビセートル病院で実施した患者さんの解放です。当時の医学の中心はウィーン、エディンバラ、パリで、近代精神医学を支える思想は、フランス革命と同じく理性を重んじる啓蒙主義でした。新しい自然科学の発見が続き、キリスト教会の権威は失墜し、社会構造が大きく変革する中で、精神医学は宗教や迷信から脱却して、他の医学と同様に自然科学への道を歩み始めます。

精神医学では病気の定義や範囲が曖昧です。個人が精神活動を行う上で何らかの困難があり、診察して一定の症状が認められる場合に、精神症あるいは精神障害（障碍、障がい）（英語：mental disorder）と呼んでいます。そのうち医療の対象となるものを精神疾患（英語：mental illness）、幻覚・妄想など、ある重症度を有するものを精神病（英語：psychosis、ドイツ語：Psychose）といいます。

一九世紀の精神医学をリードしたのはフランスとドイツでした。ピネルの弟子ジャン・エティエンヌ・ドミニク・エスキロール（一七七二―一八四〇年）は初めて登場した精神医学の専門医です。彼のもとで心の病気は詳細に分類され、後にフランスを代表する多くの精神科医が育ちました。彼らの大半は大学ではなく精神科病院で働いていました。まだ十分な治療方法がなかった精神医学の黎明期に、症候学と分類学を築いたのは大学教授ではなく、患者さんと寝食を共にする精神科病院の院長、医長たちでした。神経病学と精神医学はまだ分離していなかったので、パリの内科医ジャン＝マルタン・シャルコー（一八二五―九三年）がヒステリーについて講義し、ヨーロッパ中から多くの医師が訪れて、彼のもとで学びました（江口 二〇〇七）。ウィーンのジークムント・フロイト（一八五六―一九三九年）がシャルコーのもとに留学したのは一八八五～八六年です。彼はそこで催眠や無意識に強い関心を抱き、一八九五年の著作『ヒステリー研究』（フロイト 一九七七）で、精神現象を生物・心理・社会的因果関係の結果として捉えようとする精神分析を誕生させました。

一八世紀後半から一九世紀半ばにかけてドイツは政治的、宗教的に統合されておらず、ハプスブルク帝国の周辺に大小の諸侯がひしめき、啓蒙思想への反動から直観や全体的生命を尊重するロマン主義思想がみなぎっていました。精神病を人間が本来抱えている罪や情念から発病すると考えるロマン主義精神科医たちは精神主義者、一方、脳や身体の病気とみなす立場は身体主義者と呼ばれます。ロマン主義精神医学は、しだいに身体主義と生物学志向が強まる一八六〇年代には衰退していきます。一八七一年の普仏戦争に勝利したドイツは、帝国を建設して大学教育に力を注ぎます。一八八〇年代に大学精神医学講座は、フランスでは唯一パリにしか存在しなかったのに対して、ドイツでは神経精神科学（ドイツ語：Neuropsychiatrie）の名称を掲げておよそ二〇を数えました。わが国の大学医学部の精神医学講座の多くが精神神経科あるいは神経精神科と名のっているのは、これを模倣したからです。精神医学の研究は精神科病院から大学に移り、主流は亡くなった患者さんの脳を顕微鏡で観察する神経組織病理学と疾患分類学になりました。この流れを代表するエミール・クレペリン（一八五六―一九二六年）は、各精神疾患に固有の原因、症状、転帰を想定する疾患単位（ドイツ語：Krankheitseinheit）の理念のもと、状態像の展開と終末像を根拠にして分類体系を打ち立てようとしました。彼の分類は、精神医学における疾患分類の難しさを反映するかのように、教科書を改版するたびに大きく変化していきますが、一八九九年の『教科書』第六版で早発痴呆（統合失調症）、躁うつ病（気分・感情症）、パラノイア（妄想症）が独立し、私たちが今日用いている概念がほぼ確立します（保崎 二〇一一）。

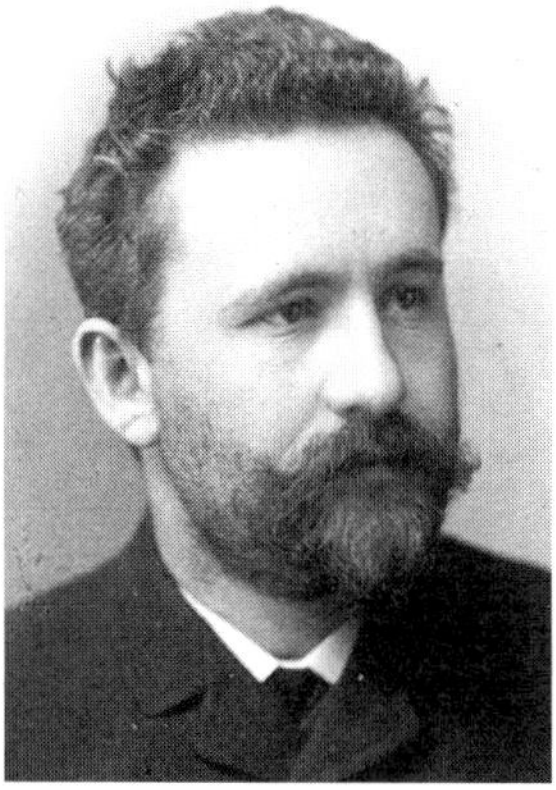
クレペリン

二〇世紀初頭、大学にはクレペリンに代表される身体・自然科学的な考えがあり、在野ではフロイトに代表される心理・精神分析的な考えが台頭しはじめていました。奇しくも同じ年齢の二人のうち、前者が病気を純化して普遍的分類の確立を目指したのに対して、後者は個人心理学でした。こうした中で哲学に転じる前、三〇歳のカール・ヤスパース（一八八三―一九六九年）はどちらにも納得できず、精神医学が向かうべき第三の道を模索していました。彼は一九一三年に『精神病理学総論』（ヤスパース 一九七一）を著し、精神医学に自然科学でも心理学でもない独自の方法論、すなわち記述現象学を提唱しました。もとになったのはエトムント・フッサール（一八五九―一九三八年）の初期現象学とヴィルヘルム・ディルタイ（一八三三―一九一一年）の了解心理学です。すなわち自然科学のように心の病気を因果律から合理的に説明するのでも、精神分析のように個人の深層心理を解釈するのでもなく、対象に感情移入あるいは自己投入（ドイツ語：Einfühlung）して、事象の本質を直観的に了解（Verstehen）することを求めたのです。感情移入しても了解できない精神病には、不明の病的過程（Prozeß）が想定されます。ヤスパースが第三の精神医学を考想したのはわずか一〇年間、著作は五年間で書かれたのですが、その影響は二〇世紀全般に及びました。

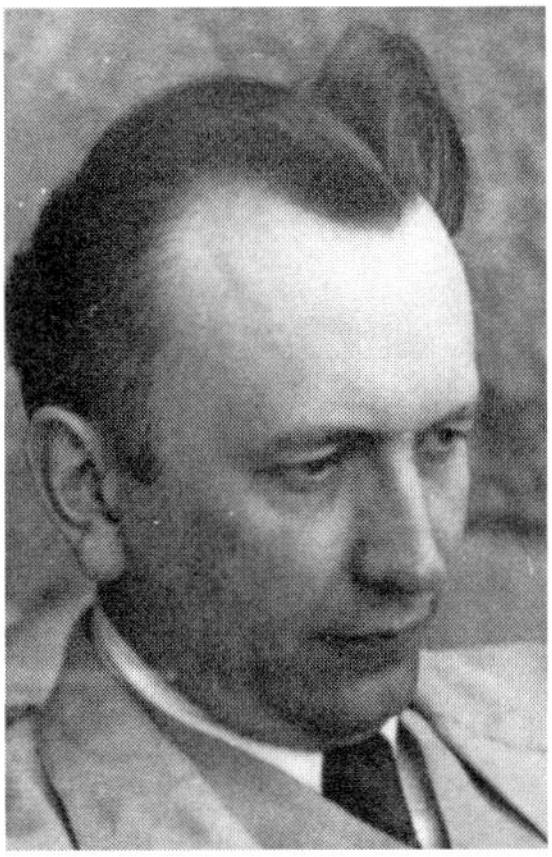
ヤスパース

精神分析あるいは広く力動精神医学と呼ばれる立場は、当初の反発、内部対立、分派を経て一九一〇年代からまずオーストリアとハンガリー、ついでヨーロッパ諸国に徐々に浸透していきます。フランスの精神科医ガエタン・ガティアン・ド・クレランボー（一八七二―一九三四年）は第一次・二次大戦間の一九二〇年代に、力動精神医学とはまったく相容れない機械論的な精神自動症（フランス語：automatisme mental）を提唱しました（クレランボー　一九九八）。その中で精神病が年齢に応じて小児は知的障害、青年は統合失調症、中年以降は妄想症になると考え、そうした家族の例を紹介しています。彼によると、一見まったく別の病気がじつは同じ病気の異なる表現に過ぎないことになるのです。

ナチズムは二〇世紀における最大の災禍の一つでした。一九三三年にヒトラーが政権をとると、フロイトの著作は焚書となって焼却され、遺伝形質を改良する優生思想のもとに精神障害者の断種を義務づける法律が公布されました。安楽死の対象になったのは知的障害、統合失調症、躁うつ病、てんかん、アルコール中毒などでした。ナチズムは、その非協力者はもとより協力者においてさえ、ヨーロッパ精神医学にはかり知れない打撃を与えるとともに、他方では一九三八年のフロイトのロンドン亡命をはじめ多数の精神分析医を国外に逃れさせることになります。そして、とくにアメリカへの移住が精神医学に新たな展開をもたらすのです。

精神医学が医学の範囲を越えて拡大する脱医学化（英語：demedicalization）の動きは、一九四〇～六〇年代のアメリカで発展しました。一九四〇年代にアメリカ精神医学会の会員数は三〇〇〇人を超え、若い精神科医の大半が精神分析を目指しました。大学における精神医学講座の主任教授のポストも、ほぼすべて精神分析家で占められました。精神分析をもとにした解釈は、心の病気にとどまらず、家族、社会、教育、政治、文化、国際関係にまで及ぶようになり、一九四六年のルース・ベネディクト『菊と刀』、一九七一年の土居健郎『「甘え」の構造』などの著作は世界的に知られています。

一九六〇～七〇年代に燎原の火のごとく世界に拡大した反精神医学（英語：antipsychiatry）は、既存の精神病概念に異議を唱え、精神医学そのものを否定する動きです。解釈をさらに拡大する精神分析や家族研究の延長線上に、精神医学の脱医学化を過激な形で押し進めたものといえるでしょう。その背景には、一方では旧体制、管理社会への抗議や改革運動があり、他方ではフランスの哲学者ミシェル・フーコー（一九二六―八四年）らが指摘するように、西欧合理主義の上に築かれた近代精神医学そのものへの批判という側面もありました（フーコー 一九七五）。

反精神医学に代表される脱医学化の極に達した精神医学が、反転して再医学化（英語：remedicalization）に向かう分岐点は一九七〇年代です。その背景には、脳科学研究の急速な進歩、CTやMRIに代表される新しい検査技法の開発、向精神薬の導入による薬物療法の登場があります。強力な中枢活性をもつ最初の向精神薬はクロルプロマジンでした。一九五二年にフランスの精神科医ジャン・ドレー（一九〇七―八七年）らは、クロルプロマジンを精神病患者さんに投与して劇的な成功を収め、薬物療法の扉を開きました。薬物療法は精神医学に二つの大きな成果をもたらします。

第一は、治療構造を変化させ、患者さんの社会復帰を促進したことです。向精神薬は、入院主体の治療から地域医療へ、隔離収容から共存への流れを明瞭に具体化しました。総合病院内の精神科外来と病棟（専門性の高い三〇床以下の小規模病棟、一般病棟への精神障害者の入院）、職場や居住地近くのメンタル・クリニック、社会再適応への中間施設（福祉ホーム、生活訓練施設）、包括的地域生活支援（ACT）、精神病患者さんの一般企業雇用などは、薬物療法の普及なしには不可能でした。

第二は、脳内神経伝達物質、受容体などによる病態の生理・生化学仮説を可能にしたことです。一九六〇年代に登場した統合失調症のドパミン仮説、うつ病のモノアミン仮説などのモデルはいくども修正され、今日では殆どの精神科医がすべての精神疾患に何らかの身体基盤を認め、治療に薬物を用いています。

目に見えない心ではなく、目に見える行動を対象として自然科学を目指す心理学の立場を行動主義（英語：behaviorism）といいます。動物と人間に基本的差異を認めず、客観的な観察と実験をもとに刺激と反応の相関関係を求めようとする機械論です。一九五八年に南アフリカ出身のジョセフ・ウォルピ（一九一五―九七年）が提唱した行動療法は、行動の解釈を行わず学習の誤りを解除する点で力動精神医学に対立するものです。当初は恐怖症を対象とした行動療法は、精神分析の衰退にあわせて急速に対象と技法を拡大し、再医学化の流れに乗ります。アメリカのアーロン・ベック（一九二一年生）は一九六〇年代にうつ病患者さんの認知の歪みを修正する認知行動療法（英語：cognitive-behavioral therapy）を考案し、今日では心理・精神療法の主流の一つになっています。

精神分析、行動主義はいずれも環境論であり、その対極にある体質論の代表は遺伝学です。古典的遺伝学は一九世紀フランスのベネディクト＝オーギュスタン・モレル（一八〇九―七三年）による変質理論で、変質は世代間を遺伝的に侵蝕し、家族の初代は神経質、二代目は神経症、三代目は精神病、四代目は知的障害となり、五代目で家系が絶えると考えられていました。クレペリンも統合失調症の七〇％に遺伝要因を推定していました。二〇世紀の家族研究、養子調査によると、統合失調症の遺伝は一卵性双生児で五〇～七〇％、二卵性で一〇～二〇％とされています。一九五三年にはジェームズ・ワトソン（一九二八年生）とフランシス・クリック（一九一六―二〇〇四年）によってＤＮＡモデルが提出され遺伝情報が明らかになると、各種精神疾患の遺伝要因に対する関心が高まりました。一九六〇年代に躁うつ病の単極型と双極型で遺伝形式が異なることが判明し、二〇一〇年代には気分・感情症で双極症と抑うつ症が分離しました。ゲノム（英語：genome）とは遺伝子（gene）と染色体（chromosome）をつなぎ合わせた造語で、生物の設計図のことです。ヒトゲノム国際事業団は二〇〇五年にヒトの全染色体におけるDNA塩基配列の解析を完了しています。特定DNA遺伝子座と統合失調症の関連はいくつか報告されていますが、双極症と重なる領域もあって確立していません。精神病は複数の遺伝要因をもとに環境要因が加わって発病すると考えられています。

一九七〇年代のアメリカでは、従来のあいまいな印象診断ではなく、生物学的根拠に基づいて精神医学を厳密な自然科学として確立しようとする動きが活発になりました。一九八〇年にアメリカ精神医学会が刊行したDSM－Ⅲ（『精神障害の分類と診断の手引』第三版）は、セントルイス学派の生物学研究の成果をもとに病因論仮説を排除し、実用的かつ操作的な診断基準を設定したことでクレペリンへの回帰といわれています。DSM－Ⅲは一〇ヵ国語以上に翻訳され、またたく間に世界的なスタンダードになるとともに、精神医学がヨーロッパからアメリカ主導に移行したことの象徴になりました。基本的な枠組みは一九九四年のDSM－Ⅳに受け継がれ、二〇一三年のDSM－5では一部に病型間の移行を認めるスペクトラム（疾患圏）の考えが入って、ヨーロッパで二〇〇〇年かけて育《はぐく》まれた精神症候学も、ヤスパースの透徹した第三の精神医学も一掃されました。これは一九九〇年代以降の医学界全体に押し寄せた実証化（エヴィデンス医学（英語：evidence-based medicine））の流れに沿うもので、二〇一九年のWHOによるICD－11（国際疾病分類第一一版）にも反映されています。

現代の精神医学は、脳内の物質メカニズムを発見・追求する、いわゆる生物学的精神医学が主流になっています。近代精神医学をもたらした啓蒙思想に代わって、実証化（エヴィデンス）が新しい信仰になったのです。しかし精神医学は脳科学そのものではありません。心の病気が脳の病気とまったく同じなら、精神医学は遠からず神経病学、脳生理学の中に埋没して消滅することでしょう。身体医学では通常、動物モデルを作成して原因を探求しますが、精神疾患の動物モデルはうまく作れないのです。実験室で「攻撃性が増した」、「脅えているらしい」、「やる気が出ないように見える」といった外から観察した結果を計量・統計化するにとどまるので、できたモデルが不安症なのかうつ病なのかを検証できないのです。動物が心の中を語るはずはなく、まして複雑な内面をもつ精神病の動物モデルを作成できる見込みはありません。

精神医学は心理学にも還元できません。ストレス状況、家族の養育環境、人間関係への心理反応に遺伝体質要因や身体所見は含まれていないからです。ストレスがかかると心が病むことは誰でも分かります。しかし苦手な上司が転勤する、一人暮らしをするなど、ストレスの原因がなくなっても、不安、うつ、不眠、無気力などの症状が回復せずに何年も続く患者さんは少なくありません。また、同じ養育環境に育った姉が摂食症になったのに、妹は元気でいる家族にもよく遭遇します。これらの現象に心理学は十分に答えてくれません。

世俗化（ドイツ語：Säkularisation）とは、聖なるものが世俗のために用いられることです。ラテン語の「世代」、「時代」を意味する「セクルム（saeculum）」に由来し、字義通りには教会財産の世俗移管を指します。例えば修道院の建物が図書館に改築される、教会の森が伐採されてぶどう農園に転用されるといったことが挙げられます。ここから転義して宗教概念の世俗化、宗教が外形的な構造を保ちながら非宗教的な目的に用いられる現象を指すようになりました。宗教の世俗化という現象は、ヨーロッパの中世から近代への移行期、ルネサンスにおける人間性の解放と近代国家の成立時に典型的に生じました。世俗化には、信仰が世俗領域に文化を花開かせた肯定的な側面もありますが、多くは教会なき社会、宗教なき道徳、神学なき学問、信仰なき人間などと表現される否定的な側面を指しています。近代精神医学の成立と現在に至る展開も、脳科学であれ心理学であれ、神なき科学として世俗化の道を歩んできました。

アメリカの精神保健活動に端を発した看護師、心理士、作業療法士ら多職種が参加するチーム医療あるいは機能平等主義は、現代の精神医学治療の主流になっています。多職種が専門性を活かして協力し合うのは望ましいことですが、この動向は従来の医師・患者の上下関係を改善する一方で、役割の混乱も招きました。原因の究明は脳科学者、ニューロ・イメージングは放射線技師、心理・精神療法は臨床心理士、社会復帰はソーシャル・ワーカー、摂食症は管理栄養士が分担することで、精神科医は患者さんの人間全体を一人で受けとめる主治医という自覚が希薄になったのです。その関心もDSM診断と薬物選択に偏りがちになったため、精神科医が臨床に果たす質は相対的に低下し、精神医学はより一層世俗化することになりました。

精神医学を脳科学にも心理学にも還元できず、精神病を身体病や心理反応と同じように扱うことができない理由を解明するためには、人間が動物と根本的に異なる存在であるところから出発しなければばなりません。人間が進化した動物であることに疑う余地はなく、ヒトとチンパンジーの遺伝子配列はごく僅かしか違いません。では、人間に固有なものとは何でしょうか。それは脳の大きさ、文字の発明、社会の形成などではなく、合理的に説明できず、計量・統計化も実証化もできない、目に見えないものに違いありません。

物理法則が支配する宇宙や、因果律で説明できる自然に意味はありません。人間がそこに生きることで初めて意味が生じます。ドイツの社会学者ゲオルク・ジンメル（一八五八―一九一八年）は、人間は自然の因果性と、価値を追求する精神性の二重の相を生きていると述べています（ジンメル 一九七六）。外部の因果的に起こる出来事が内面を流れる主観的な生を規定するとともに、内なる生によって外の出来事も規定されてきます。風に絶え間なく散る花に過ぎた人生を重ね合わせる、山の端を染める夕映えを見て明日への希望をたぎらせるなど、偶然がある人に特定の意味をもつようになったり、出来事がその人にとっての運命になって人生の向きを変えたりする理由は、こうした二重性にあるというのです。人間は自然の中に意味を移し入れ、出来事に隠されている目的を見出します。それは周囲に束縛されることではなく、むしろそうすることによって、私たちは動物のように外部環境に支配されることなく、相対的に自由になれるのです。

価値を追求する精神性の一つに愛があります。動物にも愛はありますが、基本的に本能と結びついた性愛にとどまります。ところが人間の愛は、さまざまな価値に関わり、一定の秩序をもち、自己愛から自己犠牲を伴う愛まで多様な広がりを示します。私たちは、家庭や社会の中にたえず発生するさまざまな葛藤に悩み苦しみながら、この世を生きています。そして誰にも人生のどこかで、突然に襲ってくる災難や親しい人の死などを通して、生きる意味を深く考える時が訪れます。精神医学に、低い次元から高い次元まで、これら人間の営みのすべてを統合し、人間に特有な心の病気を理解するためには、哲学、宗教を含めた人間学が必要になるでしょう。本書の中で、ヤスパースの了解概念が再構築され、これまでの精神医学書では殆ど取り上げられることのなかった霊、神、愛、自由などが登場するのは、こうした理由によります。ヤスパースは自身が哲学者だったにもかかわらず、精神医学に哲学を導入することに慎重な姿勢を崩しませんでした。しかし彼には深いキリスト教の信仰があり、次のような記述が残っています。

神なしに本当の人間というものは考えられない。私はまず人間であって、その次に神に関係づけられているのではなく、私は、私が神に関係づけられていることによって人間なのである。

本書は精神医学の一般的な教科書でも解説書でもありません。近代・現代の精神医学で二世紀余り繰り返されてきたテーゼとアンチテーゼを人間学を用いて超克し、精神医学の本来あるべき姿を描き出そうとする新たな試みです。すなわち精神病と精神医学の構造を脱世俗化（私の造語でドイツ語のDesäkularisation）することで、一方ではヤスパースが開拓した第三の精神医学を発展させ、他方では心を病む患者さんに癒やしと希望をもたらすことを目的としています。

第一章 宗教的存在としての人間

あなたは私と共におられたのに、
私はあなたと共にいなかった。
アウグスティヌス

1　人間学の課題

人間とは何か、という問い、人間そのものへの関心は人類の歴史とともに古くからありました。それはデルフォイの神殿の扉に記された「汝自身を知れ」という銘文、スフィンクスのかける謎にも見られます。ドイツの哲学者イマヌエル・カント（一七二四―一八〇四年）は『論理学』講義（一八〇〇年公刊）において、哲学の全分野を次の四つの問いに要約しました（Kant 1920, S. 27）。

(1)わたしは何を知ることができるか。
(2)わたしは何をなすべきか。
(3)わたしは何を望むことが許されるか。
(4)人間とは何か。

第一の問いには形而上学が、第二の問いには道徳が、第三の問いには宗教が、第四の問いには人間学が答えるとした上で、最初の三つの問いは最後の問いに収斂するので、結局これらすべてを人間学に還元することができるとカントは述べています。

カント自身、第一の問いに『純粋理性批判』（一七八一年）、第二の問いに『実践理性批判』（一七八八年）、第三の問いに『単なる理性の限界内の宗教』（一七九三年）を著して答えました。しかし最後の問いに答える体系的な人間学の著作が書かれることはなく、後にマルティン・ハイデガー（一八八九―一九七六年）がこの問いを、存在そのものへの問いに移すという形で答えることになります。

現代の哲学的人間学は一九二〇年代のドイツで、カントの倫理学とフッサールの現象学を基盤として成立しました。実存主義と方法論は異なりますが、人間存在を探求する方向性に共通点があり、第二次大戦後に実存主義が衰退すると、これに代わって注目を集めるようになりました。人間研究に関するさまざまな科学的成果を取り入れながら、進化論によらずに動物と人間の本質的な差異を強調し、近代哲学の主観性、主体性を乗り越えて、複合・多面的な見地から自己と他者の関係を再構築しようとするところに特徴があります。

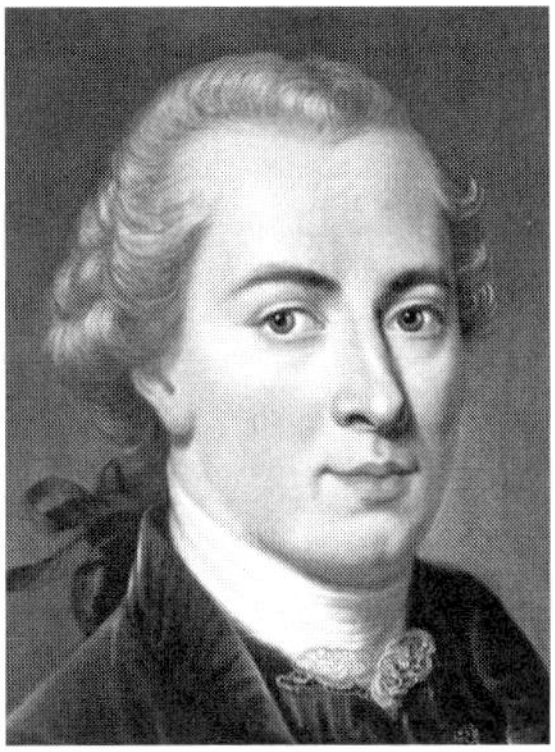
カント

哲学的人間学の創始者は、カトリック信仰をもっていたドイツの哲学者マックス・シェーラー（一八七四―一九二八年）です。彼によると、生物学、医学、心理学、社会学、経済学、政治学など、さまざまな分野から人間の探求がなされてきましたが、これらを思想的に統一するものはありませんでした。哲学的人間学は、ギリシア古典思想（ヘレニズム）をもとにした哲学、ユダヤ・キリスト教思想

（ヘブライズム）をもとにした神学、近代科学・発達心理学思想をもとにした自然科学の三つに分裂した思想圏を超克し、人間に関する統一した理念を回復することを目的としています。

人間が「人間とは何か」と問いかけると、問いが答えになり、その答えがさらに問いになる、という悪循環に陥ることが避けられません。そこで人間を捉えるためには、対象として見るのではなく、人間を越えたものとの関係性から見る視点の転換が必要になります。この人間を越えたものによって逆に人間が規定される、という視点が宗教にほかなりません。

宗教は多様な側面をもち、さまざまな定義があります。宗教を指すラテン語レリジオ（religio）の原義は、超自然現象に遭遇した人が感じる畏怖と、それに対処するために執り行う儀式のことで、ここにはレレゲーレ（relegere＝再読する、吟味する）と、レリガーレ（religare＝再結合する）という二つの意味が含まれています。わが国の哲学者・金子晴勇（一九三二年生）は宗教を「人間の究極的意味もしくは価値である〈聖なるもの〉に関わる関心・経験・生活であり、聖なるものとの出会いに始まり、自己の霊性に目覚め、信仰によって聖なるものを受容しながら世俗の中に宗教文化の世界を形成していく営み」と定義しています（金子 一九九四）。

宗教と同じく、人間の究極的な問題を取り扱う学問に哲学があります。哲学は、理性による認識への欲求、自己と世界の究極的な問題を合理的に解明しようとするものです。哲学と宗教はともに人間の究極的な問題に向き合っていますが、両者は反目と接近、分離と統合を繰り返してきました。哲学の目的は真理の合理的な解明（ドイツ語：Lösung）にありますが、宗教の目的は人間の非合理的な救済（Erlösung）にあります。獲得を表す接頭語Erは、自己の内にはない、外から到来する超越的な存在を受容することを意味しています。すなわち宗教とは、自己の外に位置する超越的な存在あるいは聖なるものを渇望し、これに向き合い、結びついて生きることで救済を願うことにほかなりません。

わが国の近代倫理学は和辻哲郎（一八八九―一九六〇年）以来、人と人との間の学でしたし（和辻一九三四）、心理・精神療法の対象も専ら自分と他人の関係性に置かれてきました。それに対して、人間学は内部に宗教を含むことで、人と人との世俗問題にとどまらず、人と神との神学課題に及び、水平と垂直の異なる次元が交差する学なのです。

2　シェーラーの人間学

マックス・シェーラーは、ドイツ人の父とユダヤ人の母をもち、一八七四年にミュンヘンで生まれました。複雑な家庭環境のもとで心理葛藤を経験しながら育ち、はじめミュンヘン大学医学部に入学しますが、ベルリン大学に移り、ジンメル、ディルタイを受講して哲学、社会学を学びます。一八九五年にはイエナ大学に入学し、ドイツ観念論の流れをくむルドルフ・オイケン（一八四六―一九二六年）のもとで学位を取得した後、私講師として倫理学、哲学史を講じ始めました。

一九〇一年にハレでフッサールに出会って大きな影響を受け[1]、一九〇七年に故郷のミュンヘン大学

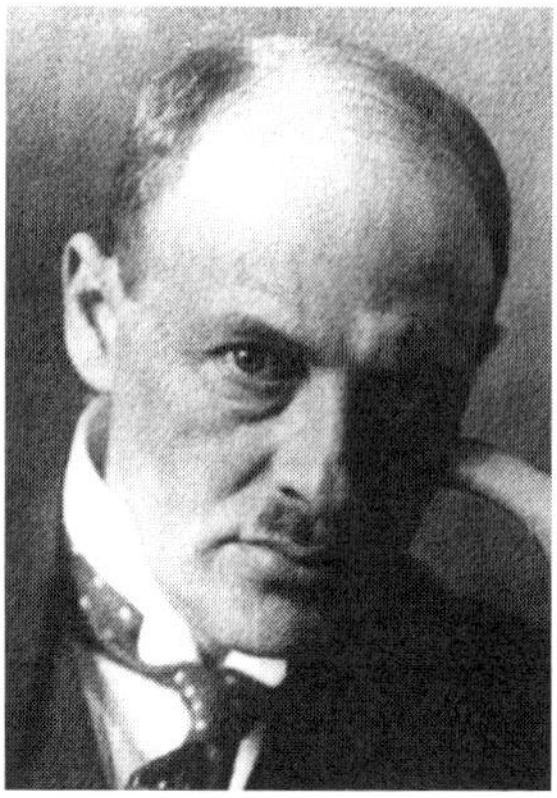
シェーラー

に転出しますが、そこではテオドール・リップス（一八五一―一九一四年）が美学、心理学を講じており、アドルフ・ライナッハ（一八八三―一九一七年）、エディト・シュタイン（一八九一―一九四二年）といった若手研究者が数多く集まっていました。彼らの中には現象学に関心を抱くグループがあり、シェーラーは彼らと接触して、ゲッティンゲンのフッサールとも交流しながら、徐々に新カント学派を離れて独自の現象学的アプローチを発展させました。一九一〇年に教職を辞してフリーの著述家になり、『イデーンI』（一九一三年）以降のフッサールが超越論的現象学に向かうと、この時点で初期現象学派の人たちと同様にフッサールと袂《たもと》を分かつことになりました。一九一九年にはケルン大学の社会科学研究所の教授に就任し、ゲシュタルト心理学、フロイトの精神分析、生物学の新知見を取り入れながら、しだいに社会学、形而上学に傾斜していきます。

シェーラーが哲学的人間学を構想したのは一九二二年以降とされています。一九二六年に発表された『人間と歴史』には次のように記載されています。

現代ほど人間の本質と起源に関する見解が曖昧で多様であった時代はない。〔…〕およそ一万年の歴史をつうじて人間がみずからにとって余すところなく完全に「疑問」となり、人間とは何かを人間が知らず、しかも自分がそれを知らないということを人間が知ってもいる最初の時代である。したがって、〈人間とは何か〉に関する確固たる認識を再び獲得しようとするならば、一度この問題に関する一切の伝統を完全に白紙に戻す意向をかため、人間という名の存在者から極端な方法論上の距離をとってこれを驚嘆しつつ注視するようにする以外に方法はない。（シェーラー 一九七七d）

シェーラーは一九二七年四月、ヘルマン・カイザーリンク伯に招かれてダルムシュタットの「知恵の学園」で『人間の特殊性』と題した講演を行っています。同じ会場には精神病患者さんの絵画コレクションで知られるハンス・プリンツホルン（一八八六―一九三三年）、精神分析家カール・グスタフ・ユンク（一八七五―一九六一年）らも招かれていました。一九二八年にはフランクフルト大学の教授に就任し、この時の講演をもとに『宇宙における人間の地位』（シェーラー 二〇一二）を出版して、より本格的な哲学的人間学を構想しましたが、それを果たすことなく病に倒れ、同年五月に五三歳で急逝します。後任に選ばれたのはプロテスタント神学者のパウル・ティリッヒ（一八八六―一九六五年）でした。

シェーラーの哲学全体は三つの時期に区分することができます。一九一二年ころまでの初期は、カントを中心とするドイツ観念論と、フリードリヒ・ニーチェ（一八四四―一九〇〇年）、ディルタイらの生の哲学の研究で、主要著作には『生の哲学の試み』（一九一三年）、『徳の再建について』（一九〇四年）などがあり、ルサンチマンに関する初稿『ルサンチマンと道徳的価値判断について』（一九一二年）もこの時期に書かれています。シェーラーの哲学をカントとニーチェの統合と見なすことも可能ですが、その基礎はこの時期に育まれました。

一九一三〜二一年の中期は、生涯のうち最も独創的かつ多産な時期で、現象学を用いた価値哲学、価値倫理学、宗教哲学を展開しました。主著『倫理学における形式主義と実質的価値倫理学』（一九一三―一六年）をはじめ、『人間における永遠なるもの』（一九二一年）、『愛の秩序』（一九一五年）、『共同感情の本質と諸形式』（一九一三年）、それに『道徳の構造におけるルサンチマン』（一九一五年）などがこの時期に書かれています。

シェーラーの父はプロテスタントでしたが、母と結婚するためにユダヤ教に改宗し、家庭はユダヤ教の環境にありました。シェーラーは一四歳の時、自らカトリックに改宗し、初期と中期のシェーラー哲学はキリスト教信仰を基盤に構築されています。第一次大戦の直後は国粋主義に傾斜しますが、やがて戦争によって引き裂かれたヨーロッパの統一と精神的復興をキリスト教に求めます。彼はキリスト教的連帯を、資本主義にも社会主義にも偏らない黄金の中庸とみなし、カトリック思想があらゆる国家の和解に向けた真の共同体形成に貢献できる可能性に期待しました。ドイツの神学者エルンスト・トレルチ（一八六五―一九二三年）は、シェーラーを「カトリックのニーチェ」と呼んでいます。

一九二二〜二八年の後期は、上記のような哲学的人間学の展開を試みました。この時期シェーラーは二度の離婚、三回の結婚を経てカトリック教会から離れ始めます。『宇宙における人間の地位』（一九二八年）に凝縮された思想は、もはやキリスト教ではなく、精神（霊）と生衝動の対立する生命形而上学であり汎神論になっています。彼によると、人間と動物の技術的知能の違いは程度の差にすぎませんが、人間は生命の流れと衝動に拮抗して否（ノー）と言う「生の禁欲者」（ドイツ語：Asket des Lebens）であり、環境に組み込まれず、世界を超越したところに自己の作用中枢をもっています。さらに人間の誕生と神の誕生は互いに依存関係にあり、神性（ラテン語：deitas）は、歴史の中で人間を介してその理念や価値を実現すると説いています。

このようにシェーラーの生涯を概観すると、哲学、キリスト教、自然科学の三つを統合する人間学は、後期に提唱された哲学的人間学より――いささか逆説的ですが――むしろ中期のほうに顕著に認められます。

3　フランクルの人間学

オーストリアの精神科医ヴィクトール・フランクルは、一九〇五年にウィーンで生まれました。高校時代にフロイトと文通し、医学部時代にはアルフレッド・アドラー（一八七〇―一九三七年）に師事しますが、一九三〇年代には彼らから離れて独自の実存分析理論とロゴセラピーを模索します。デヴュー作『医師による魂の癒し』を執筆中に三年間ナチの収容所生活を余儀なくされ、そこでほとんどの家族と原稿を失ってしまいます。一九四五年の解放後はウィーンに戻り、市立病院神経科学部長の職を得て、翌四六年に念願の『医師による魂の癒し』（邦題『死と愛』）と『ある心理学者の強制収容所体験』（邦題『夜と霧』）を刊行し、後者の英訳『意味を求めて（*Man's Search for Meaning*）』（一九五九年）は世界的な反響を呼びました。

フランクルは医学と哲学の二つの学位をもち、医学部神経科教授を兼任して多くの患者さんを診療するかたわら精力的に執筆を行いました。一九六〇年代以降はヨーロッパとアメリカの多くの大学から講演に招かれ、わが国にも三回訪れています。一九八〇年には世界ロゴセラピー会議が開催され、晩年まで旺盛な活動を続けたフランクルは、ドイツ語と英語による多数の著作を残して、一九九七年ダイアナ妃の事故死と数日ちがいで、九二歳でこの世を去りました。すなわち激動の二〇世紀を身をもって生きた精神科医です。

フランクルの思想形成には多くの影響が見られます。人間が良心、責任などにおいて意味充足を求めるという点はカントの、動物と異なり人間のみが自らの存在の意味を問うという点はハイデガーの、自分に避けることのできない運命、災禍、限界状況を想定する点はヤスパースの影響を見ることが可能です。しかしそれらを包括した思想形成の根源は、著作を片時も手元から離さなかったと伝えられるシェーラーの価値倫理学と人間学にあります。

古来、人間はさまざまに定義されてきました。ホモ・サピエンス（homo sapiens＝智慧ある人）、ホモ・ファーベル（homo faber＝ものを創る人）、ホモ・ルーデンス（homo ludens＝遊ぶ人）、ホモ・シンボリクス（homo symbolicus＝象徴を操る人）などです。フランクルは、人間をそれ自体で自律完結した存在とみる人間中心主義（ヒューマニズム）を否定し、人間とは自分自身に距離をとり、自己を超越する存在（ドイツ語：Selbsttranszendenz）だと述べています。収容所という過酷な環境のなかでさえ良心と自由な決断、人間性を失わなかった囚人たちは、絶対的なものへの信頼を抱き続けました。フランクルは、そこに無意識の宗教性、識《し》られざる神があるはずだと考えたのです。

実存分析は〔…〕無意識の宗教性のごときものを発見した。この宗教性とは――多くの場合なお潜在的なものにとどまっているとはいえ――人間に内在的に固有なものと思われる超越者への関係としての、神との無意識の連繫という意味のものである。〔…〕

このようにして〔…〕みずからを露わにするところの人間の無意識的な信仰とは、神がわれわれによって無意識のうちにつねにすでに志向されているということ、あるいはわれわれが神に対して無意識にではあれ志向的な関係をつねにすでに有しているということを意味しているのであろう。

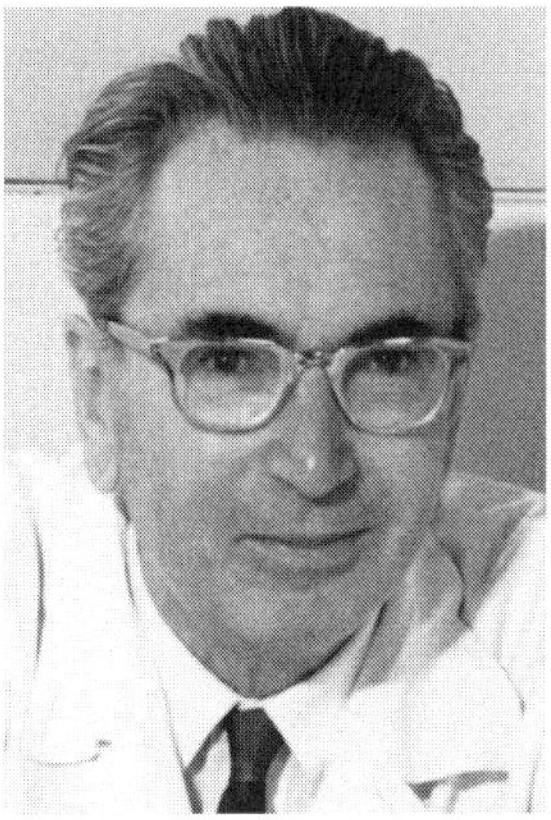
フランクル（出典：Wikimedia Commons）

そしてこのような神をこそ、われわれは意識されざる神（無意識の神）となづけるのである。（フランクル　一九六二）

そうであるなら、人間とは自覚するしないにかかわらず、絶対的なもの、究極的なもの、聖なるものを志向せざるをえないホモ・レリギオースス（homo religiosus＝宗教人）であり、本質的に神と結ばれた宗教的存在であることになります。

フランクルによると、人間には人生を可能な限り意味で満たしたいという欲求、意味への意志（ドイツ語：der Wille zum Sinn）があります。人間は富、権力、地位など有限なこの世の財で満たされることはありません。意味への意志が阻止されると、人間は実存的欲求不満に陥り、その内面的不充足すなわち実存的空虚（das existentielle Vakuum）を麻痺させようとして、快楽や権力に走ります。すなわちフロイトやアドラーの描く人間の姿は、阻止された高い次元の欲求を、より低い次元で満たしている現象にほかならないのです。

ここには価値の階層的な秩序が含まれています。フランクルは、生命の意味としての道徳に創造、体験、態度という三つの価値を区分しました。創造価値は、人格が活動し何かを創造するときに付着する価値で、たとえば職業活動に伴うものです。体験価値は、世界を受容するときに実現される価値で、活動できなくても自然や芸術を感得し享受することで実現します。態度価値は、苦悩のなかで勇気を失わない、没落のなかで品位を保つなど、運命や限界状況のもとで人格がとる態度に伴う価値を指しています。

この価値区分のもとになったのが、シェーラーの主著『倫理学における形式主義と実質的価値倫理学』に描かれている価値系列です（シェーラー 一九七六―八〇）。シェーラーは、現象学を用いて人間の感受、すなわちひとりでに湧き上がる感情ではなく、対象をもつ感情作用の中に価値を感得する志向性を見出しました。快価値（感覚価値）は、快・不快、愉快・不愉快という最低の価値系列で、感性感受をもとにしています。有用価値は、勤勉、節約、適応、几帳面など社会経済活動に関わる価値ですが、対応する感受はありません。生命価値は、健康、生命力、病気、老化、死など個人や共同体の幸福に関わる価値で、生気感受に対応しています。精神価値は魂性感受によって把握されるもので、美・醜の美的価値、正・不正の法的価値、知識そのものの哲学的価値などを含んでいます。聖価値は絶対的対象に現れ、ここに生じる至福と絶望などの霊性感受は、単なる幸福や不幸とは異なり、超越的なもの、聖なるものと人間との間に存在する決して超えられない距離を反映しています。

フランクルは、これら三つの価値が順に実現した患者さんを記載しています。手術不能な脊髄腫瘍で入院している青年で、職業活動ができないために創造価値は失われていましたが、会話、読書、音楽を楽しみ、体験価値は開かれていました。しかし手足の麻痺が進行し、それも不可能になってしまいます。それでも死の前日、彼は夜中に呼び起こしてモルヒネ注射をさせないよう当直の医師に配慮するという形で態度価値を示したのです。人間は、たとえ仕事を失っても、身体の自由を失っても、どんな場合でも他人に対して価値を実現できるのです。

苦悩と有限性は、人間存在の基本問題です。人生には、どうしても克服できない、挫折を余儀なくされる状況が生じます。ドイツの哲学者・精神科医ヤスパースは、これを一九一九年に限界状況（ドイツ語：Grenzsituation）と呼び、死、苦、戦争、罪責という四つの個別状況と、存在の定まらない動揺状況を挙げました。ニーチェは、苦悩の問題は苦しみそのものではなく、「なぜ苦しむのか」という問いに答えがないところにあるとしています。

苦しみそのものが彼の問題であったのではない。むしろ「何のために苦しむか」という問いの叫びに対する答えの欠如していたことが彼の問題であった。（ニーチェ 一九六四）

フランクルはニーチェのこの言葉をしばしば引用し、これにホモ・パティエンス（homo patiens＝苦悩人）という概念で答えようとします。人間はものを創りだすホモ・ファーベルであるだけでなく、苦悩を引き受けるホモ・パティエンスでもあるというのです。ホモ・ファーベルは、成功と失敗を両極とする水平の線上にありますが、ホモ・パティエンスは、意味の実現と絶望を両極とする垂直の線に立っています。この二つは次元が異なるので、失敗ばかりの人生にも意味がないとは限りません。人生は受難（ラテン語：passio）であり、人間とは本質的に苦悩する存在ですが、人間には背負う重荷に耐える力があり、それに対してどのような態度をとるかによって価値すなわち態度価値が生じます。たとえ運命の外面を変えることはできなくても、内的に克服することで人は成長し、実存の次元に導かれるとして、次のように述べています。

ホモ・パティエンスは、きわめて甚だしい失敗、挫折においてすら自ら充足することができる。私たちが苦悩に感謝しつつ苦しんでいる人、悲しみのなかに浄福を見出しつつ悲しんでいる人に出会うとき、それ以外に何を考えることができるだろう。（フランクル 一九六一b。一部改訳）

この思想に影響を与えたと思われるシェーラーの論文が、一九一六年に初稿が発表され、後に加筆改訂された『苦悩の意味について』です。シェーラーは、苦悩を価値序列から考察し、すべての苦痛、苦悩はより高い価値を実現するための低い価値の犠牲であり、その解決を、理性と意志で快楽に逃れたり、英雄的態度で制圧したりすることでも、仏教的な諦め、ストア派の感情鈍麻でもなく、キリスト教の愛と浄化に求めました。

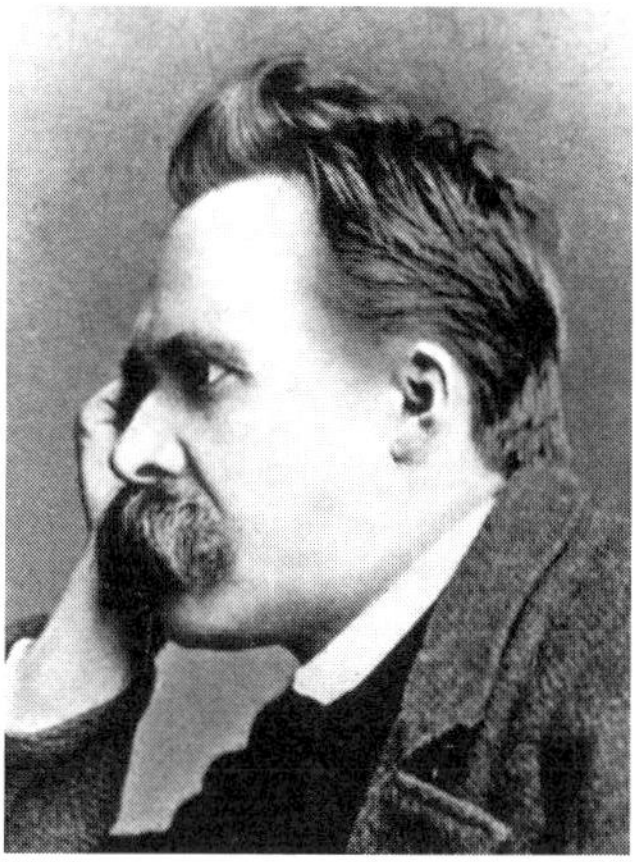
ニーチェ

キリスト教的苦悩論は、苦悩に辛抱強く耐えることと以上のものを要求する。それは至福のうちで甘受することを要求する――というより指示する。

それというのも、この苦悩論はその窮極的核心においては、祝福された人間、すなわち神に庇護された者だけが、正しい仕方で苦悩や苦痛に耐え、苦悩を愛し、必要ならそれを捜し求めることができるのだ、と言っているのだからである。（シェーラー 一九七七c）

浄化とは、人が苦悩をバネにして倫理的に成長することでも、禁欲を介して神に近づこうとすることでもなく、価値の低いものから高いものに向かう視点の転換にあるというのです。フランクルが目指したのも、身体科学でも心理学でもない、第三の精神医学だったといえるでしょう。

4　キリスト教の人間学

古代ギリシアに統一された人間観はありませんでした。一般に、人間は大地から自然に発生したと考えられていました。叙事詩や悲劇に描かれた人間は、不死である神々と対比して、死すべき者、束の間の命を保つ存在であり、それも何らかの過ちや罪によるのではなく、そうなるように定められた、従わざるをえない運命と考えられていました。

プラトン（前四二八ころ—前三四八年ころ）は『パイドン』において、魂の先在説をもとに、本来は天上にある不滅の魂が肉体に堕ちてイデアを忘却したとする二元論を唱えました。できる限り肉体を離れ、魂だけの純粋思惟になってイデアを観照する愛知の営みは死の訓練にほかならず、ここから「肉体は墓標である」（ギリシア語：ソーマ・セーマ）という象徴的表現が生まれました。

アリストテレス（前三八四―前三二二年）は、科学者として世界を観察し、生物を本質である形相（ギリシア語：エイドス）と素材としての質料（ヒュレー）からなる複合的全体として捉えました。プラトンのイデア論と二元論を批判し、魂（プシュケ）を身体の生命原理とみて、両者は別々の実体ではなく、複合的全体の異なる面とする一元論を展開しました。すなわちギリシア古典哲学の人間観は魂・身体一元論ないし二元論です。

ユダヤ・キリスト教の聖書はギリシア語の本を表す複数名詞ビブリア（biblia）に由来し、旧約四六、新約二七から構成された七三の書物です。「約」とは財産の処分、他人との協定、契約を指すギリシア語ディアテーケ（diatheke）、ラテン語テスタメントゥム（testamentum）で、神と人の契約のことです。紀元前八五〇年から紀元後一一〇年にわたりヘブライ語、アラム語、ギリシア語で多くの人によって書き継がれてきました。各文書は長さもジャンルもさまざまですが、根底には明瞭な一貫性があります。それがギリシア哲学に知られていなかった「霊」というまったく新しい概念です。

霊はヘブライ語でルーアッハといい、旧約聖書に三八九回登場します。自然力、風にとどまらず、外から人間に吹き込まれる生命の息吹、人間を生かす力になりました。紀元前三世紀～紀元前一世紀にエジプトのアレクサンドリアで成立した旧約聖書の七十人訳（ラテン語：セプトゥアギンタ（septuaginta））でギリシア語のプネウマ（pneuma）と訳され、これがラテン語のスピリトゥス

(spiritus)、英語のスピリチュアリティ(spirituality)に相当します。

主なる神は、土(アダマ)の塵で人(アダム)を形づくり、その鼻に命の息を吹き入れられた。人はこうして生きる者となった。(『創世記』二・七。以下、聖書からの引用は新共同訳に拠る)

「生きる者」にはヘブライ語のネフェシュが当てられています。この語は旧約聖書で七五五回使われ、ギリシア語でプシュケ(psyche)と訳されて、内在する生命力、魂を表現するようになりました。精神医学(英語:psychiatry)、心理学(psychology)の語源でもあり、ラテン語のアニマ(anima)、英語のソウル(soul)に相当します。人は神の被造物であり、神との関係に生きるという理解が根底にあります。

肉はヘブライ語でバザールといい、旧約聖書に二七三回登場します。ギリシア語でサルクス(sarx)、ラテン語でカロ(caro)、英語でフレッシュ(flesh)といい、骨とともに人間や動物の身体を構成する要素です。

主なる神はそこで、人を深い眠りに落とされた。人が眠り込むと、あばら骨の一部を抜き取り、その跡を肉でふさがれた。(『創世記』二・二一)

骨の空白を埋めるというイメージから、肉は物質的な肉体ばかりでなく、神の霊をその内に長くはとどめられない刹那的な人間の本性、すなわち天地の狭間に位置する人間の精神的実体を含意するようになりました。

旧約の世界において、地上のすべてには神の働きが関与し、存在は神の霊によって生かされています。そこに哲学的な関心はありません。人間は心身分離せず、魂でも肉でもあり、神の関与がなければ生きられないという宗教的な関心が中核になっているのです。

霊が人間を去れば／人間は自分の属する土に帰り／その日、彼の思いも滅びる。(『詩編』一四六・四)

新約聖書にプネウマは三七九回登場し、聖霊の意味で圧倒的に多く用いられています。聖霊とは、復活したキリストの霊、神が霊となって人間に働きかける活動、創造の力のことで、これによって人間は生活の中に新しい次元を獲得します。

神の霊があなたがたの内に宿っているかぎり、あなたがたは、肉ではなく霊の支配下にいます。
(『ローマの信徒への手紙』八・九)

新約聖書では、人間の全体は身体（ギリシア語：ソーマ（soma））、五体（メーレ（mele））によって表現され、それをラテン語ではコルプス（corpus）、英語ではボディ（body）といいます。肉（ギリシア語：サルクス（sarx））と血（ハイマ（haima））は、人間の地上的な存在状況を表現しています。すなわち人間の身体そのものではなく、時とともに移り行き朽ち果てるもの、神から離れて聖霊に対抗する罪深い状況のことです。

肉と血は神の国を受け継ぐことはできず、朽ちるものが朽ちないものを受け継ぐことはできません。（『コリントの信徒への手紙 一』一五・五〇）

一方、魂（ギリシア語：プシュケ（psyche））もまた人間の全体を表現しており、身体と同じく神の被造物です。したがってキリスト教では、魂と身体は対立する位置にはなく、両者からなる人間がどのように神に関わるかが問題とされます。人間は地上にあって魂と身体の幕屋の上に、神から与えられた霊的生命を着ることで復活することが説かれています。

わたしたちは、天から与えられる住みかを上に着たいと切に願って、この地上の幕屋にあって苦しみもだえています。（『コリントの信徒への手紙 二』五・二）

自分の本性を神と関わりなく「肉にしたがって生きる人間」（ギリシア語：プシュキコス（psychikos））と、「霊にしたがって生きる人間」（プネウマティコス（pneumatikos））との間には断絶があり、信仰によって前者から後者へ、古い人から新しい人への変革が求められています。

自然の人は神の霊に属する事柄を受け入れません。その人にとって、それは愚かなことであり、理解できないのです。霊によって初めて判断できるからです。霊の人は一切を判断しますが、その人自身はだれからも判断されたりしません。（『コリントの信徒への手紙 一』二・一四―一五）

このようにキリスト教の人間理解は、霊・肉の二元論なのです。

5　聖なるもの

宗教は、人間にとって究極的な意味や価値を求めるものです。私たちは、存在と非存在を決定するもの、すなわち私たちの存在を根底から脅かすもの、あるいは全面的に救済する力をもたないものに究極の関心を向けることはありません。ティリッヒが、宗教的信仰を「人間にとって究極の関心」（英語：ultimate concern）と定義したのはこの意味です（ティリッヒ 一九六一）。

人間にとって究極的な価値、人生の意味とは、「神聖」（ギリシア語：ハギオス（hagios）、英語：holiness、ドイツ語：Heilichkeit）あるいは「聖なるもの」（ドイツ語：das Heilige）と深く関わるところにあります。聖なるものの多くは神と呼ばれますが、神概念をもたない宗教もあります。啓蒙思想をもとにして、人間が本性的な認識能力、理性を完璧に使用することで真理に到達できると考えるのが自然宗教（英語：natural religion）です。仏教の教えは人生の根本問題に自ら向き合って解決し、悟りに達することですし、二〇世紀アメリカのプラグマティズムを代表する思想家ジョン・デューイ（一八五九―一九五二年）の誰でもの信仰（英語：common faith）は人間の理想を追求することであり、どちらも神概念を含まない一種の人生哲学です。しかしシェーラーは、神と関わりをもたない宗教を否定し、次のように述べます。

心が――たとえどんな仲介を経たにせよ――神に触れること、それも自分で神から触れられたと知り感ずることによって神に触れること、それがないところには宗教的態度は――たとえ「自然的」な宗教にせよ――成り立たない。（シェーラー 一九七七―七八）

二〇世紀ドイツの宗教哲学者ルドルフ・オットー（一八六九―一九三七年）は、聖なるものが哲学や倫理学によって誤って理解されている現状から、その本質をより的確に捉えるために、一九一七年に神性（ヌーメン（numen））というラテン語からヌミノーゼ（Numinose）というドイツ語を創りました。ヌミノーゼは、世俗からまったくかけ離れた非合理なもの、不可解で言葉にできない特有な神秘を指し、それは私たちに対して矛盾する二つの属性、戦慄する神秘と魅了する神秘を有しています（オットー 二〇〇五）。

人間が聖なるもの、ヌミノーゼに出会う時、最初に抱くのは荘厳、力、崇高の感情ですが、それにとどまらず怪奇で不気味な印象にとらわれます。これが戦慄する神秘で、聖なるものが本質的に有するデーモニッシュな側面に触れた人間は、驚愕し、恐れおののき、畏怖の念をもたざるをえません。この戦慄すべき神秘にあって、聖なるものは人間を超越した圧倒的な絶対的他者として出現するので、これに対峙する人間は自分の方が小さく沈み込んでいく、無になっていく、あるいは自分が拒否されるといった過小評価、見捨てられる無価値観を伴います。オットーは、それを被造物感、宗教的な謙虚、さらに原罪の起源と見るのです。

他方、聖なるものは人間を魅了し、不思議な歓喜、陶酔をもたらして引き寄せ一体化させるという、全く異なる側面をもっています。これが魅了する神秘と呼ばれるディオニュソス的要素です。このように聖なるものは、戦慄と魅了、反発と吸引、疎外と親密という相反する矛盾する作用が対立しながら調和するところに、その本質的な構造があります。

シェーラーは、聖なるものを自己自身による存在者（ラテン語：エンス・ア・セ（ens a se））と呼び、被造物である人間がこの存在者に出会った時には、二つの体験すなわち「あなたがすべてであるから自分は無力で無にすぎない」という体験と、それにとどまらず「自分はあなたの被造物であるから絶対の虚無（ニヒリズム）に堕ちるはずはない」という体験が生じるとしています。

シェーラーはオットーとは異なり、被造物感を聖なるものへの畏怖ではなく、救済につながる一体感と見ていることになります。救済に至る前に人間の存在を震撼させる体験を、宗教では始原的体験といいます。始原的体験に顕現する神は、人間の自然本性を破滅させる否定勢力です（ルターは「否定的本質（negativa essentia）」と呼んでいます）。しかしこの否定は神の恩恵によって肯定に転じ、逆対応的に救済を創造します。始原的体験で自己否定に陥った人間は、この過程をたどって神との新しい関係を築くのです。

人間は聖なるものに理性で到達することはできません。聖なるものが自らの意志で人間に真理を開示することを啓示ないし黙示（ギリシア語：アポカリュプシス（apokalupsis）、英語：revelation、ドイツ語：Offenbarung）といいますが、これは覆いを取り去るという意味です。キリスト教では、人間の罪を贖《あがな》うためにマリアの子として生まれたイエスが十字架上で死に、そして復活したことですが、イスラム教ではコーランがムハンマド（五七〇ころ―六三二年）に示された啓示の記録とされています。

この真理は人間の力では知ることができない一方的、偏向的なものなので、聖なるものの絶対性と人間の無力が前提になっています。はるか彼方の存在、無限の神秘は、合理的、客観的、実証的な対象にはならないので、人間はただ心のうちにそれを受け容れ、その声を聴きとり、直観で感じとるほかありません。

啓示を受けた人間に生じる非合理的、情緒的な体験は神秘体験と呼ばれます。神秘（英語：

mystery）は、目や口を閉じるという意味をもつミュエイン（muein）というギリシア語に由来しています。目を閉じることは、外の光を遮断して自己の内面に立ちかえることであり、口を閉じることは、黙して神の声に耳を澄ますことです。アメリカの心理・宗教哲学者ウィリアム・ジェームズ（一八四二―一九一〇年）は神秘体験に四つの指標を挙げています（ジェイムズ 一九六九―七〇）。

(1)表現の困難
(2)認識的な性質
(3)短い持続
(4)受動性

それは感情のようでも知識のようでもある説明困難なできごと、すなわち非合理的な情緒的体験で、せいぜい一～二時間に過ぎませんが、真理の深みを照らす照明、意義に満ちた啓示であり、まるで自分がある高い力に摑まれ、担われているかのように感じられる一種の権威を伴う体験です。神と人、本来は絶対的他者であり融合するはずのない両者に神秘的な合一（ラテン語：unio mystica）と呼ばれる一体感が成立するのは、渇望しつつ向かい合う存在同士の間に非合理的な現象が生じることによります。すなわち神秘体験は、客観的な事実でも主観的な感情でもなく、その中間に成立する情緒的体験を伴う霊的現象なのです。

ユダヤ・キリスト教では、啓示はしばしば神の言葉を聴くという、声で伝えられる形をとります。旧約の時代に神を見た者は一人もいません。旧約に登場する預言者（ギリシア語：プロフェテス、英語：prophet）とは、未来を予言するのではなく、神の言葉を告げられ、それを預かって民に告知する役割を負っている人のことです。預言者エリヤは、神の存在を「静かにささやく声」として捉えています。[2] ユダヤ教から分離したキリスト教の特徴は、神がその姿をイエスという人間の形をとってはじめて啓示した、という点にあります。

言《ことば》は肉となって、わたしたちの間に宿られた。わたしたちはその栄光を見た。（『ヨハネによる福音書』一・一四）

「見た」というギリシア語の動詞テアスタイは、新約聖書に約二〇回登場します。頭で想像したり、心の目で見たりするのではなく、本当に見えた、という意味です。全能であるはずの神は、ここで飢え、渇き、痛みを伴う肉体をまとって、しかも天の軍勢を従えた輝かしい姿ではなく、貧しい大工の姿で実際に私たちの世界にこられた。これがユダヤ教にはないキリスト教に特有な受肉（英語：incarnation）という思想です。ユダヤ教徒のフランクルには、この受肉による逆説的な栄光という思想はありません。フランクルは啓示の受容を、次のように、こちらから問うのではなく、かなたからくる問いに応答する責任（英語：responsibility、ドイツ語：Verantwortung）に置いています。

ここで必要なのは、生きる意味についての問いを百八十度方向転換することだ。わたしたちが生きることからなにを期待するかではなく、むしろひたすら、生きることがわたしたちからなにを期待しているかが問題なのだ、ということを学び、絶望している人間に伝えねばならない。哲学用語を使えば、コペルニクス的転回が必要なのであり、もういいかげん、生きることの意味を問うことをやめ、わたしたち自身が問いの前に立っていることを思い知るべきなのだ。生きることは日々、そして時々刻々、問いかけてくる。わたしたちはその問いに答えを迫られている。考えこんだり言辞を弄することによってではなく、ひとえに行動によって、適切な態度によって、正しい答えは出される。生きるとはつまり、生きることの問いに正しく答える義務、生きることが各人に課す課題を果たす義務、時々刻々の要請を充たす義務を引き受けることにほかならない。（フランクル　二〇〇二）

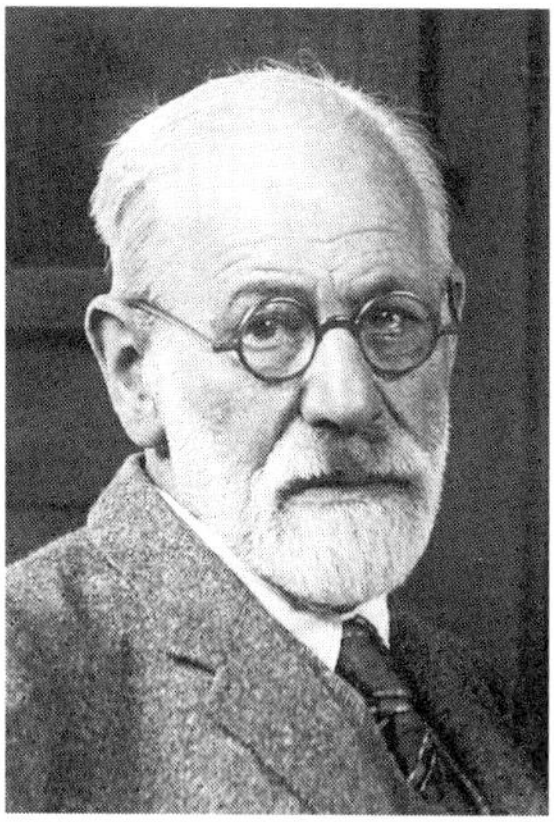

フロイト

フロイトが宗教を論じるのは一九〇七年ころからでした。一九二七年に発表された『ある幻想の未来』において、宗教とは圧倒的な自然の猛威、運命や死の前では無力な人間が、心理的な救いを求めて抱く幻想ないし錯覚であると述べています。彼によると、幻想は誤謬とは限りませんが、人間の欲求から生じる妄想に近いもので、神は自然を人格化したものに過ぎず、神と人の関係は父と子の関係にみられる激しさと親しさを併せもっています。宗教は人類の発達途上において、父子関係に起こるエディプス・コンプレクスに似た抑圧から生じた強迫症なので、神と宗教からの離反は必然的であり、私たちはこの成長期のただ中にあるというのです。

大洋感（ドイツ語：ozeanisches Gefühl）とは、聖なるものに抱かれている安心感で、被造物感に相当する信仰感覚です。フロイトから『ある幻想の未来』を献呈されたフランスの小説家ロマン・ロラン（一八六六―一九四四年）は、一九二七年一二月五日付のフロイト宛書簡で大洋感について記しました。しかしフロイトは一九三〇年の『文化の不安』において、これを自我が外界から分化する以前の内外一体感への憧憬、幼児期の全能感への希求と考え、自分の中には発見できないと否定的に述べています。フロイトは哲学が好きで、プロテスタント牧師との交流もありましたが、生涯無信仰を貫き、その思想に超越的なものへの志向はありません。精神分析も人間学ではなく世俗的心理学なのです。

6　哲学的人間学の展開

シェーラーが拓《ひら》いた哲学的人間学は、ドイツのプレスナー、ゲーレンらに継承されました。動物学から出発したヘルムート・プレスナー（一八九二―一九八五年）は、現象学や社会学をもとにして、一九二八年に「哲学的人間学」という名称がついた初めての書『有機体の諸段階と人間‐哲学的人間学入門』を著し、自然の中における人間の特殊な地位を捉えようとしました。世界における有機体の位置づけを布置性（ドイツ語：Positionalität）と呼び、自己を直接的に周囲に組み入れる植物は開放的であるが、自己を間接的に周囲に組み入れ、生命圏から独立している動物は閉鎖的であるとしています。自ら身体に距離をおき、自己を反省できる人間は、中心として生きるだけでなく、身体を超えたところに中心をもっています。これをプレスナーは遠近画法の消失点になぞらえて、脱中心性（ドイツ語：Exzentrizität）と呼びます。

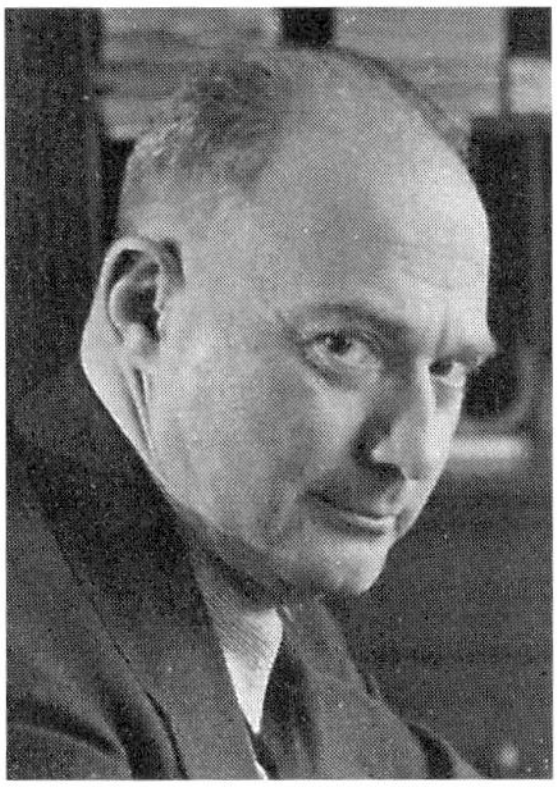

プレスナー

この生体は自己自身を所有し、自己を知り、自己自身に気づき、その点で我として存在し、〈自己の背後に〉存在する自己の内面性の消失点であり、この点は自己の中心から遠ざかって、生命の一切のありうる遂行に対してこの内面の領域の情景を眺める観察者となっているため、もはや客観化されえず、もはや対象の位置に移りえない主体の極である。

(Pleßner 1928)

プレスナーによると、人間が外界と内界、対象と意識、自然と精神、隷属と自由、存在と当為など、相反する両面に引き裂かれるのは、こうした脱中心性によります。中心に立ちながら、絶えずその中心から脱しないではいられない人間には、故郷を喪失した無場所性と、時間のない無が宿命的にまとわりついています。この世のどこにも拠りどころがないという認識が、人間を世界の根拠、絶対的なもの、聖なるもの、神などの概念に導くというのです。

自分の背後に自分を超える視点をもつ人間は、神への信仰などによって故郷に帰還するような自己完結的、円環的循環をとることはなく、ひたすら未来を志向する直線的運動を行う存在です。人間は世界に開放され晒《さら》されていながら、同時に自らには隠されたホモ・アブスコンディトゥス[3]（homo absconditus ＝隠された人）（プレスナー 一九七六）なので、人間の本性を定義づけることも、何らかの決定因に還元することもできません。その本性のために、人間は完全に自己を知ることはできず、知りうるのは自己の前にある目的ないし後ろにある影に過ぎないのです。だからこそ人間は歴史を創り、歴史が人間を創ります。歴史の中に活動する人間は、予期せぬ出来事に遭遇し、挫折し裏切られて自己の姿を覆い、再び身を隠してしまうというのです。

プレスナーは、デカルト以来の心身の分離と機械論に対抗して、心身の統一を生きる存在としての人間を対象に置き、人間的な諸現象をこれらが交差する領域に生じると見て主な検討課題にしました。その人間学は「自然の哲学」、「生物の論理学」、「有機的なものの公理論」などと言い換えられているように、晩年は形而上学に傾斜したシェーラーに比べて生物学よりの位置を占めています。

一方、アルノルト・ゲーレン（一九〇四―七六年）は、シェーラーを批判的に継承し、オランダの解剖学者ルイス・ボルク（一八六六―一九三〇年）の提唱した胎児化（ドイツ語：Fetalisierung）の概念（他の哺乳類の胎児では消失していく形態特徴が人間では固定されており、ヒトは性的成熟に達した霊長類の胎児であるという逆説的な説）や、スイスの生物学者アドルフ・ポルトマン（一八九七―一九八二年）らの影響を受け、一九四〇年に『人間――その本性および世界における人間の地位』を著して、ドイツの哲学者ヨハン・ゴットフリート・ヘルダー（一七四四―一八〇三年）を発展させ、人間を欠陥動物（Mängelwesen）として位置づけました。

人間は、形態学的に見れば、あらゆる高等哺乳類とは対照的に、とりわけ欠陥によって規定される。欠陥とは、正確に生物学的な意味ではそのつど、非適応性、非特殊化性、原始性として、すなわち進化しなかったものとして特徴づけられるべきである。（Gehlen 1958）

動物が高度に特殊化した器官をもち自然環境に適応して進化をとげてきたのに対して、人間はまったくの無防備のまま世界に放り出されています。しかしそのために動物は特殊な自然環境に拘束されており、刺激と反応の支配する環境世界（ドイツ語：Umwelt）を離れては生きられません。反対に人間は、生得的な本能や特殊化した器官をもたないために、環境世界ではない世界（Welt）をもち、解放されています。欠陥動物である人間は、こうした負担を軽減する[4]（entlasten）必要に迫られて、先を読み、計画をたて、衝動をコントロールし、自力で言語、道徳、習慣、社会などの文化環境を創りだして生存条件を整えざるをえないのです。このように人間は、自らの欠陥をチャンスに切り替えて行為する存在（das handelnde Wesen）であり、自らを訓育する生物です。

> 人間が訓育の生物であり、また文化を創造する〔…〕ということが人間をすべての動物から区別するゆえんであり、それが同時に人間の定義にもなる。（ゲーレン 一九七〇）

ゲーレンは行為という概念をたてることで、精神（霊）と生命を対立させたシェーラー晩年の二元論を克服しようとしました。彼の人間学は、自律的理性としての精神を認めず、人間と動物の差を実践的知能そのもののなかで捉えて、人間に固有の道徳や文化をも生物学的に解明しようとする人間生物学だったといえるでしょう。

第二章　人間の精神構造

人間であることを超えて自己を高めざるをえない
ということが人間に固有の特質である。

シュレーゲル

動物とは本質的に異なって宗教的存在である人間の精神を、従来の心身二元論で捉えることはできません。私は霊を加えた人間学的三元論をもとに、霊（英語：spirit、ドイツ語：Geist、フランス語：esprit）、魂（英語：soul、ドイツ語：Seele、フランス語：âme）、体（英語：body、ドイツ語：Leib、フランス語：corps）の三つが左に示す図のような層構造をなしていると考えています。体精神層は、主に脳を基盤として道具的機能と感覚が生物学的な法則に従って働いています。魂精神層は、人間に特有な時間と空間をもち、理性と感性が働く場です。そして、霊精神層とは、心身を統合するとともに無制約的なもの、聖なるもの、永遠、神と交流する場です。

1　体精神層のしくみ

あらゆる生きもの、生体は、フランスの生理学者クロード・ベルナール（一八一三―七八年）が一八五四年に提唱した熱力学的に体外とは不均等な内部環境をもち、アメリカの生理学者ウォルター・キャノン（一八七一―一九四五年）が一九三二年に述べた恒常性（ホメオスタシス）を維持することで、外部環境から独立した自律性を保っています。たえず変化する内外の環境に対応して身体全体を調節するシステムが神経系、内分泌系、免疫系などです。生体がそれを構成する部分、個々の臓器の総和を越える機能を果たすことができるのは、こうした調節機構が全体を一つにまとめているからです。

体精神層には、神経系とくに脳を中心に、全身の働きが含まれます。神経系は部位によって中枢神経系と末梢神経系に分けられ、機能の点から身体の運動と感覚をつかさどる体性神経（動物神経）系と、内臓の動きを自動制御する自律神経（植物神経）系が区別されます。

脳の構造と機能

中枢神経系には脳と脊髄があります。脳は頭蓋骨に入っている部分のことで、大脳、間脳《かんのう》（視床《ししょう》、視床下部）、脳幹《のうかん》（中脳、橋《きょう》、延髄）、小脳から成っています。中枢神経系と器官をつなぐ末梢神経系には、脳から出る一二対の脳神経と、脊髄から出る三一対の脊髄神経があります。環境変化を感覚器で感知し、求心性の神経線維を介して上位に伝え、中枢で情報を処理し、応答を遠心性の神経線維を介して下位に伝え、これを受けて器官が反応を起こします。すなわち脳を頂点とする神経系は、フランスの哲学者アンリ・ベルクソン（一八五九―一九四一年）が中央電話局に喩えた通り、創造装置ではなく本質的に反射装置なのです。

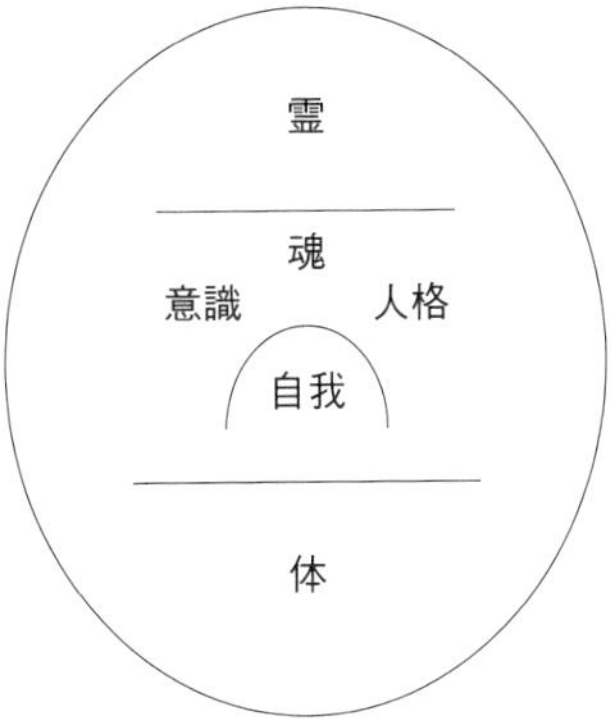

新生児の脳は四〇〇グラムで、一〇歳ころまで急に大きくなり、二〇歳ころに一三〇〇～一五〇〇グラムになって完成しま

す。成人の脳重量は体重の二～三％に過ぎませんが、酸素消費量は全身のおよそ四分の一、血流量は全身のおよそ一五％を占め、老年になると少しずつ萎縮して軽くなります。

大脳は、左右一対の大脳半球に分かれ、両半球はそれぞれ別の機能を営んでいます。左半球は言語による象徴、分析、継時的な機能に関わり、右半球は言語によらない空間、全体、同時的な機能を担っていると見られます。占める位置から前頭葉、頭頂葉、後頭葉、側頭葉に区分され、後方は空間・選択的な機能を、前方は時間・結合的な機能を担うとされています。

左右の半球をつないでいる線維（脳梁《のうりょう》）を切ってみると、大脳の内側面が見えます。脳梁のまわりは脳の発生学的に古い部分で大脳辺縁系《へんえんけい》と呼ばれます。海馬《かいば》、扁桃体《へんとうたい》、乳頭体、間脳の一部からなり、怒り、恐怖、攻撃性、記憶、食・性行動に関連しています。

大脳を水平に切ると、薄い表層は灰色に、内部は白色に見えます。灰色の部分には神経細胞が密集しており、これを灰白質あるいは皮質といいます。大脳の表面を覆う皮質は厚さ二～三㎜、表面積二二〇〇㎠、発生学的に新しくヒトでよく発達しているので新皮質と呼ばれます。白色の部分は白質あるいは髄質といい神経線維の束です。

ドイツの解剖学者コルビニアン・ブロードマン（一八六八―一九一八年）は新皮質を五二の領域に分け、番号をつけて脳地図を作りました。前頭葉の縦長の運動野（4野）からは遠心性の神経線維が出て、錐体路《すいたいろ》を形成し、運動性の脳神経核や脊髄に至ります。並行した頭頂葉の感覚野（3、1、2野）は、求心性の神経線維を受けるところです。これらは身体の各部位と対応していますが、手、唇などの繊細な動き、鋭敏な感覚をもつ領域ほど面積が広くなっています。

光の情報は目の網膜で感知され、外側膝状体《がいそくしつじょうたい》を経由して後頭葉の視覚中枢（17野）に送られます。

音の情報は内耳神経で感知され、脳幹を上行して内側膝状体《ないそくしつじょうたい》に達し、側頭葉の聴覚中枢（41野）に伝えられます。これらの中枢が損傷すると、目や耳は健全でも、ものが見えず音が聞こえなくなるのです。

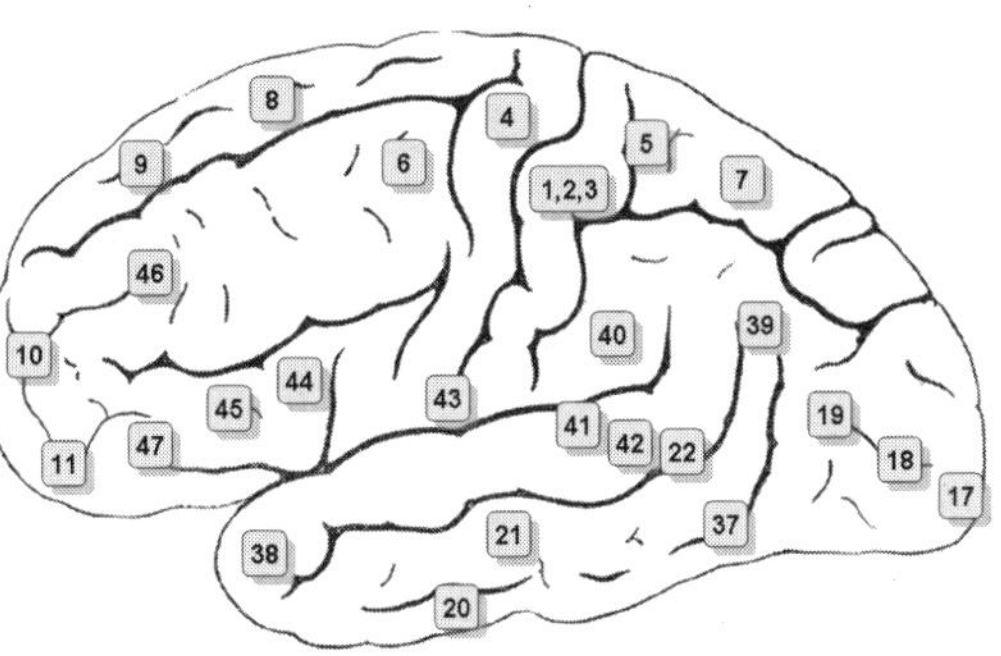

ブロードマンの脳地図

大脳の運動、感覚野を除いた領域は連合野と呼ばれています。連合野は、情報を統合して意味を与え、判断や創造的な思考を行う機能に関わっていて、ヒトでよく発達しています。視覚中枢や聴覚中枢に集められた情報は、周囲の連合野で過去の情報と比べて処理され、見たものや聞いたものの意味が分かるのです。

左半球の前頭葉下部（44野）に、言葉を話す運動性言語中枢（ブロカ中枢）があります。左半球の側頭葉後上部（41、42野）には、言葉の意味を理解する感覚性言語中枢（ウェルニッケ中枢）があります。頭頂葉の連合野（7、39、40野）は、視覚、聴覚をはじめ味覚、嗅覚、触覚などのさまざまな感覚情報を集め、総合的な処理、認識を行っているらしく、体験や学習の積み重ねで発達します。

側頭葉は情動、記憶と関わりが深い部位です。海馬－脳弓《のうきゅう》－乳頭体－視床－帯状回《たいじょうかい》－海馬を結ぶ閉鎖回路はペイペッツの回路と呼ばれ、切断されるともの忘れ（健忘）が起こります。カナダの脳外科医ワイルダー・ペンフィールド（一八九一―一九七六年）は、てんかん患者さんの側頭葉皮質を電気刺激すると過去の記憶がよみがえることを示しました。情報は海馬でおぼえ込まれた後、容量の大きい大脳皮質に蓄えられるらしいのです。アルツハイマー型認知症で海馬の萎縮が生じることはよく知られています。

前頭葉運動野の前にある運動連合野（6野）は、筋肉の運動を統合して一連の動作（ものをつかむ、字を書く）をまとめています。身体がおぼえている手続き記憶（楽器の演奏、スキーの技術など）に関わるとされます。より前方の前頭前野（8、9、46野）は、創造的な活動、意欲、注意、情操、遂行《すいこう》機能（計画を立案し目標に向かって修正する能力）、作動《さどう》記憶（必要な情報を呼び戻しながら読書や会話を維持する機能）、人格の中核に関わります。ロボトミー（かつて精神疾患に行われた脳葉切断術）では、ここの障害が起こります。

精神現象を脳の特定部位に帰する考えを大脳局在論と呼び、一九世紀後半から二〇世紀前半にかけての四〇年間に最も隆盛でした。これに対して、精神現象を要素に分割するのではなく、生体全体の優位を主張し、人間に動物を超える存在意義を与える立場を全体論と呼びます。

大脳を垂直に切ると、白質のなかに島のように灰白質の塊である大脳基底核《きていかく》（線状体、淡蒼球など）が見えます。大脳基底核から脊髄に錐体外路《すいたいがいろ》と呼ばれる神経線維が通っています。錐体外路は脳幹、小脳などと連絡し、主に姿勢の安定、筋肉の緊張、運動の開始と停止、顔の表情など不随意な運動に関わります。大脳基底核と錐体外路の損傷によってパーキンソン病、ハンチントン舞踏病、進行性核上性麻痺などの神経疾患や、手のふるえ（振戦）、アテトーゼなどの不随意運動、レヴィ小体型認知症が生じます。

第三脳室のまわりに視床、第三脳室底に視床下部が見えます。視床は知覚刺激を統合し、皮質に中継する役割を果たしています。この部位が損傷すると視床症候群（運動麻痺、運動失調、感覚障害、自発痛など）が起こります。視床下部は生命を維持する生理機能の中枢で、内分泌腺（甲状腺、副腎、性腺など）から出るホルモンのバランスをとり、自律神経をコントロールして心拍、呼吸、体温、瞳孔、発汗などを調節し、食欲、睡眠、水・電解質の代謝に関わっています。

大脳と脊髄の間にある細長い脳幹には、九対の脳神経が出る脳神経核、皮質から下行する運動線維（錐体路、錐体外路）、上行する感覚線維、網様体《もうようたい》、自律神経中枢が密集しています。脳幹の病気でこれらの症状が重なる交代性麻痺がいくつも起こり、その組み合わせを見つけた人の名（クロード症候群、ベネディクト症候群など）がついています。網様体は意識に関わる部位で、ここと視床、前頭葉を結ぶ経路が損傷すると、目が覚めているようでも自発語や運動を起こさない特殊な意識状態（無動無言症）になります。

中脳には対光反射や目を動かす脳神経の核があります。一九一七年にマケドニアの神経病医コンスタンティン・フォン・エコノモ（一八七六―一九三一年）が報告した脳炎では、傾眠、昏迷、目の運動障害、不随意運動が起こります。一九二二年にフランスの神経病医ジャン・レルミット（一八七七―一九五九年）が記載した中脳幻覚症では、薄暗い夕刻に人や動物の幻視が見え睡眠リズムが乱れます。これらは中脳に病変があります。

橋には顔の運動と知覚、聴覚に関連する脳神経の核があります。延髄には飲み込みや舌を動かす脳神経の核があり、呼吸、循環、消化を調節する中枢もあります。橋が損傷すると発語と運動ができない閉じ込め症候群が起こります。

小脳は、脳幹と連絡をとりながら全身の知覚と筋肉の緊張を調整し、身体の位置、平衡、手足の繊細な動き、発声の協調運動などに関わる部位です。哺乳類、鳥類など動きの敏捷な生物では小脳がよく発達しています。小脳の病気（脊髄小脳変性症、血管障害、腫瘍など）では、鼻声（構音障害）になり、ふらついてバランスがとれず（平衡障害）、動作が目標をこえて行き過ぎてしまいます（運動失調）。

ニューロンとグリア

大脳皮質を薄く切り染色して顕微鏡で見ると、大小さまざまな細胞が六層を成しています。第五、六層は運動の発現、第四層は感覚の形成に関わり、第一～三層はこれらを統合しているとされています。イタリアのカミッロ・ゴルジ（一八四三―一九二六年）らによる染色法の開発がこの発見を可能にし、ベルリンのフォクト夫妻（夫オスカー（一八七〇―一九五九年）はドイツ、妻セシール（一八七五―一九六二年）はフランスの神経解剖医）らが細胞構築を明らかにしました。細胞には高度に分化した神経細胞とグリア細胞があります。

一つの神経細胞は、細胞体とそこから伸びる一本の長い突起（軸索《じくさく》）、数本の突起（樹状突起《じゅじょうとっき》）からなり、これらをまとめてニューロンと呼んでいます。ニューロンは情報の処理を行う脳の最も重要な構成要素で、スペインの解剖学者サンティアゴ・ラモン・イ・カハール（一八五二―一九三四年）が確立しました。その数は一四〇億とも、それ以上とも推定されています。すべてが使われているわけではなく、二〇歳をすぎると一日一〇万個ずつ失われていきます。一九二八年にカハールは哺乳類の中枢神経系は発育終了後に分裂増殖も再生もしないと述べ、これが長い間の定説になっていました。しかし、一九九〇年代にヒト成人脳には神経幹細胞があり、海馬などでニューロンとグリアに分化して神経新生が起こることが発見されました。以来、幹細胞を損傷部位に移植して機能回復をはかる再生医療が進められています。

細胞体内には核と核小体、ミトコンドリア（細胞の呼吸）、ゴルジ体（糖の合成加工）、ライソソーム（高分子を低分子に分解）、小胞体（蛋白質の合成）などの装置があります。また細胞内の物質移動に関わるらしい原線維《げんせんい》構造物（神経細管、神経細糸、微細線維）があり、認知症になると変性を起こします。こうした構造は染色方法の改良、顕微鏡、電子顕微鏡の発達によって、細かいところまで知られるようになりました。

ニューロンは、情報を電気信号の形で受けとり、加工して次に伝える特殊な機能を担っています。通常、細胞膜の外はナトリウム・イオンが多く電気的にプラス、内はカリウム・イオンが多くマイナスになっていて、電位差はおよそ七〇ミリボルトあります。興奮が起こるとナトリウム‐カリウム・イオンが内外を行き来して、膜電位は一時的にマイナスからプラスに逆転し、信号（インパルス）を発生します。

軸索の先端はほかのニューロンの樹状突起や細胞体（あるいは筋細胞）につながっています。この接合部をシナプスといい、二〇〇〜三〇〇オングストローム（一オングストローム＝一〇〇億分の一メートル）のわずかなすき間（シナプス間隙《かんげき》）が空いています。インパルスは軸索の終末にあるシナプス小胞から化学物質（神経伝達物質）を放出させ、この物質がシナプス間隙をすばやく渡って、シナプス後膜の受容体に達し、次のニューロンを興奮させるのです。こうして情報は、細胞内では電気的に、細胞間では化学的に伝えられます。シナプス間隙に出た神経伝達物質は、酵素で分解されるかポンプでとり除かれ、細胞間の情報伝達が終了して、細胞内外の環境も安定を取り戻します。

一つのニューロンは何千ものシナプスをもち、突起がからみ合って複雑なネットワークを作っています。シナプスは、よく使うほど発達し、あまり使われないと退化するらしいのです。神経伝達物質はアセチルコリン、ドパミン、セロトニン、ノルアドレナリン、グルタミン酸、ガンマアミノ酪酸（GABA）、エンドルフィンなど多数が知られており、その増減がさまざまな精神・神経疾患に関連します。神経伝達物質の輸送に関わる膜蛋白質をトランスポーター（転送体）といい、各物質に固有のトランスポーターがあります。

グリア細胞は、ニューロンを支えて栄養する支持組織で、アストロサイト、オリゴデンドロサイト、ミクログリアの三種があります。アストロサイトは傷ついた神経組織を修復し、血液からの物質輸送に関わります。ここに血液脳関門《のうかんもん》というバリアーがあり、脳に好ましくない薬物、中毒物質、細菌などが侵入するのを防いでいます。ミクログリアには壊れた組織をとり込んで清掃する働きがあります。ミクログリアはかつて精神病のモデルにされた進行麻痺《しんこうまひ》（脳梅毒）で損傷することが知られていましたが、近年ではミクログリアの慢性炎症と精神病の関連が注目されています。神経線維は脂質と蛋白からなるミエリンの層（髄鞘《ずいしょう》）に覆われています。髄鞘があると電気的に絶縁され、インパルスの伝導速度が秒速一二〇メートルに達するほど速くなるのです。オリゴデンドロサイトはミエリンの形成と代謝に関わります。多発性硬化症などの脱髄神経疾患では髄鞘が破壊され、インパルスがうまく伝わらなくなるので運動・感覚障害が起こります。

海馬の体積、ドパミン、セロトニンなどの神経伝達物質の変化、グリアの炎症などを研究する、いわゆる生物学的精神医学は体精神層を対象としています。体精神層は脳だけとは限りません。全身に広がる自律神経、免疫、ミトコンドリア機能なども体精神層に含まれます。神経伝達物質の多くは腸で作られ、免疫機能の大半が腸にあることから、脳と腸には密接な関連があることも分かってきました。

2　魂精神層のしくみ

魂精神層は、自我（自分が他でもない自分であること）を中心に、一方では対象と能動的、空間的に関わる意識へ、他方では内的な時間をもち、人生に価値と意味を求める人格へと展開します。魂精神層は心理学、精神分析、社会精神医学、多文化間精神医学、司法精神医学などの舞台になります。

心理のモデル

フロイトは心理活動に、無意識・前意識・意識という三つの装置（第一局所論）を考えました。無意識には思い出すと辛い心的内容と情動とが結びついたコンプレクスが抑え込まれており（抑圧）、意識に出ようとする動きがあります。前意識とは知識や記憶のように、いつでも意識に入ることができる心的内容のことです。彼は晩年になって、意識・無意識の対立モデルを修正し、超自我・自我・エス（イド）という新しい心のモデル（第二局所論）を造りました。エスはリビド（本能エネルギー）の貯蔵庫であり、ほぼ無意識に重なりますが、超自我と自我の一部も無意識に属しているとされます。生後間もなくは心理の大半をエスが占めていますが、外の世界と接触することで、これらを調整する自我が成長していきます。超自我は自我を検閲する役割を果たしており、主にエディプス・コンプレクスに由来する無意識内の禁止や懲罰のほか、良心、理想など意識的なものも含んでいます。リビドは脱性化（性的満足が他の目標に変更されること）され、快楽を求めて不快を避ける快原理（快楽原則）にしたがって放散されます。自我はこうしたエスの欲求、超自我の禁止、外界の要請を調整し、互いの緊張を緩めるように現実に即した働きをします（現実原理、現実原則）。この対応を誤ると不快が生じ、その信号が不安を引き起こして、不安を避けるために自我は抑圧などの防衛機制を働かせるとされます。

フランスの心理学者ピエール・ジャネ（一八五九―一九四七年）は、人格を低級な機能が心理緊張によって統合されたものと考えました。これを維持する一種のエネルギーである心理力を想定し、心理力が消耗する神経症では現実への適応が失われ、より低級な心的活動が統制のとれない心理自動症あるいは派生現象の形で現れるとしています。不随意運動、チック、夢想、強迫などがこれに当たります。現実に即した高い行動を起こすには、心理力を動員して心理緊張を高めなければなりませんが、これを無制限に行うと破綻してしまうので、努力と疲労が調節機能を果たしていると考えられています。ジャネは人間の行動が系統発生的に、原始・反射的なものから、しだいに複雑で能率的なものへ発達を遂げたと考え、反射、知覚、社会、知性、信念、反省、理性、実験、前進の九段階の傾向を区別しました。人間は知性の段階から動物を

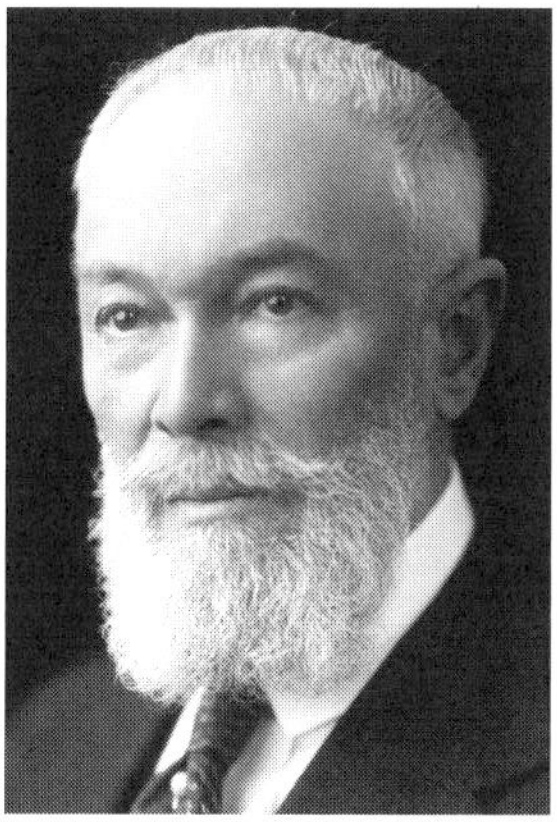

ジャネ

<table>
<tr><td>精　神</td><td>本質を認識する生</td><td>人　格</td></tr>
<tr><td>実践知能</td><td>環境変化に適応する生</td><td rowspan="4">自　我</td></tr>
<tr><td>連合記憶</td><td>条件反射の生</td></tr>
<tr><td>本　能</td><td>動物の低次元な生</td></tr>
<tr><td>感受心迫</td><td>植物の無意識な生</td></tr>
</table>

自我と人格

離れ、信念の段階で言語が重要になり、反省の段階で議論と推論が可能になります。反省を実行に結びつける意味のある仕事は理性と実験の段階で出現し、最後の前進の段階において必然性は可能性となり、独創、発見、道徳、自由が得られると述べています。

シェーラーは人間を生命の五段階の心的機能をもつ層構造をなす存在として位置づけ、表のように対象化できるとともに科学的に解明できる自我と、対象化できずに精神の中核として了解される人格を区別しました。動物的、植物的な四段階の心的生は、実験心理学の対象とすることができ、この中核を占める複合体を自我、その活動を道具的な機能と呼んでいます。

最低段階に置かれている感受心迫とは、生命体の基礎にある機能で、光を求めて闇を避けるように「……に向かう」、「……を離れる」という単純な二つの方向性をもっています。すでに植物に認められ、重力に抗して光と水に向かって忘我的に成長します。本能は、下等から高等まで、すべての動物にそなわる心的機能です。本能的な行動とは、生命活動に何らかの意味をもち、一定のリズムで展開されて類型的に反復されるような、環境に対する種特有の反応です。有機体は単純なほど種に束縛され、自動的で機械的な行動様式を示しますが、連合と条件反射によって解放されて多様な行動がとれるようになり、本能から知能が創造的に分離します。連合記憶は、本能的な行動が習慣になった段階です。連合記憶とは、有機体が試行錯誤を反復するうちに有効な運動を記憶し、それらを自らの修正された行動に定着させる能力のことで、動物を遺伝や本能の束縛から解放し、種に適合的でない新たな次元を開くものです。シェーラーによると、連合記憶は人間に伝統をもたらします。人間は連合と模倣を結びつけて伝統を築き、そこから学び取ろうとするので、動物にない人間の歴史性は、ここから生じるとされます。実践知能は、新しい状況に直面しながら試行錯誤を経ないで、直ちに問題を解決する行為を可能にする能力です。これには環境世界における事物の相互関係、それらの価値と意味の把握が含まれており、過去の再生ではなく新しい事態の予測を基にした賢さ、愚かさ、抜け目なさ、狡猾など、生産的な思考とされます。

シェーラーによると、自我と異なって対象化できない人格とは作用（ドイツ語：Akt）であり、愛、悔恨、畏敬、絶望、本質の直観、自由な決断など、心的生を超える霊的な現象です。人格とは、こうした多様な人間作用を統合する作用中心（Aktzentrum）であり、異なる作用を実現させる基底だとされています。

人格とは相異せる本質の諸作用の具体的なそれみずからの本質的な存在統一であり、この統一性は自体的に〔…〕すべての本質的な作用差別〔…〕に先行する。人格の存在はすべての本質的に

相異せる作用を「基礎づける」。(シェーラー 一九七六―八〇)

人間は人格をもつことによって、事物や環境に束縛されず、それらと距離をおき、自身の心的状態からも自由になって、対象として関わることが可能になります。この心的機能は自己の運動・探求・分化・制限などの性質をもち、外的な対象ばかりでなく、ある対自的・内的存在をもつとされていますす。すなわち生きているもの、生体とは、自分自身に気づいている存在なのです。対象化できない人格の把握は、了解(ドイツ語:Verstehen)によって可能になるとされています。了解はヤスパースが第三の精神医学に独自の方法論として重視した概念です。シェーラーは、了解とはある存在が他の存在に、精神の本質すなわち霊によって結びつく存在参与(Seinsteilnahme)のことであり、このような了解ないし存在参与によって、人間は自己を他者に開示できる自由を得ると考えました。

心理の形成

フロイトのリビド発達に応じた心理発達段階はよく知られているでしょう。生後一年は口唇期と呼ばれます。母子関係をもとにして基本的な信頼が築かれる時期とされ、イギリスの児童精神医学者ジョン・ボウルビー(一九〇七―九〇年)によると、この時期の愛情遮断が人格形成に深刻なダメージを与えるとされます。メラニー・クライン(一八八二―一九六〇年)らイギリス精神分析の対象関係学派は攻撃衝動の面から重視し、乳児は母の乳房をよい対象、悪い対象という部分のみでとらえてしまうので、よい対象が破壊される不安から被害感をいだき、これが後の妄想や統合失調症の中に再現されると見ています。

心理機能は人同士の関係の中で形作られます。生まれたばかりの乳児は自他の区別が混沌として未分化な共生にありますが、自己が他人を把握しながらしだいに明瞭になっていきます。人間が本質的に他者と結ばれた存在であることは、フッサールの間主観性（超越的な自他共同化）、ユンクの普遍的無意識（人類に共通する無意識）、フランスの司祭で古生物学者ピエール・テイヤール・ド・シャルダン（一八八一―一九五五年）の人格化（思考が融合して内的深化し、人類全体の有機体をつくること）などの表現に見られます。

シェーラーは、人間の体験内容が自己と他者に分化する以前の根源的心的領域に、自他未決定の体験流（ドイツ語：indifferenter Strom der Erlebnisse）を想定し、この自他未分化な状態においては、他者の意識が自己意識に先行する、という驚くべき指摘をしています。

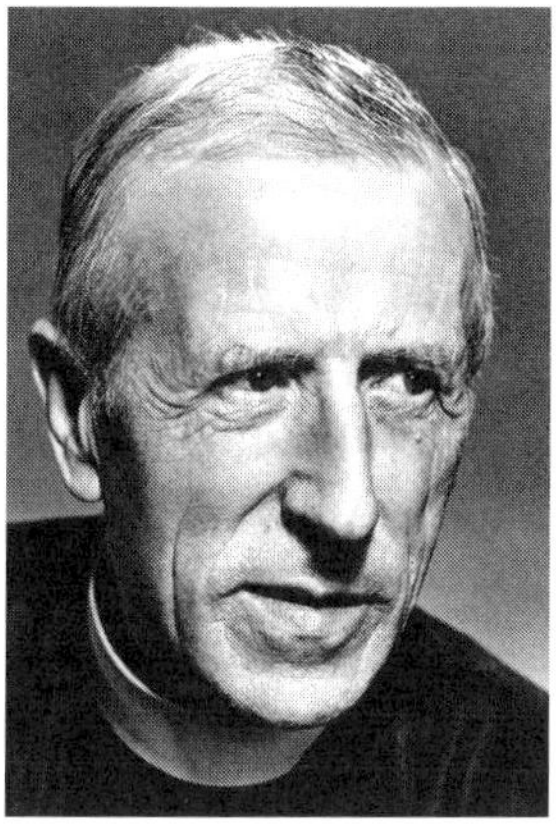
テイヤール・ド・シャルダン

したがって事柄は、先述の理論が仮定したような、「われわれ」自身の体験の「さしあたり」与えられた材料から、他者の体験の像を形成し、ついで、この体験を――これは決して直接的に「他者」の体験として提示されていない――他人の身体的諸現出のなかへ差しいれようとするのではなく、自我＝汝に関しては無関心なある体験流が「さしあたり」そこに流れている、とみなければならない。この流れは、事実、自分のものと他者のものとを区別せず、相互に混合したかたちでふくんでいる。〔…〕
〔…〕「さしあたり」人間は、自己自身においてよりも他人においてより多く生きているし、かれの個体におけるよりも共同体においてより多く生きている。（シェーラー 一九七七b）

すなわちシェーラーによると、自我が自己意識から出発して他我の意識に向かうのではなく、体験された心的生活全体の流れから自他が分化し、個別的なものが自己意識に達すると説明されるのです。人間は家のような生命共同体（Lebensgemeinschaft）におかれた本質・必然的に社会的な存在として捉えられています。

一～三歳は肛門期です。幼児は排泄行為を介して社会性を身につけ、相手の顔色をうかがい、自己と対象を支配し、受動と能動を選択していきます。潔癖、強迫、黒か白か、all or none の非妥協性などは、この時期に関連するとされています。母親との共生から離れて自立性が高まる移行（過渡）期でもあり、この時期の分離不安や対象喪失不安は、ボーダーライン（境界性パーソナリティ症）などに生じる見捨てられ不安の起源ともいわれます。

三～五歳は性的関心が高まり、父母を中心に超自我が形成されるエディプス期です。家族内で男子には去勢不安をもとにエディプス・コンプレクス、女子にはペニス羨望をもとにエレクトラ・コンプレクスと呼ばれる空想的な葛藤が生じます。エディプス期をうまく乗りきることで、安定した人格や性同一性が築かれるのです。解離症や性倒錯はこの時期との関わりが深いとされますが、対象関係学派はエディプス・コンプレクスも生後一年以内に起こると見ています。

六歳から青年期までは学童期あるいは潜伏期と呼ばれます。身体の成長にともなって性的活動は鎮静化し、生活範囲が家庭から学校に広がって知識や技能を習得する時期です。ここでは劣等感や不全感が生まれ、知的障害、発達症、自閉症などが明らかになります。

青年期（思春期）あるいは性器期には、生物的自己と社会的自己の二つができあがるので、バランスを崩しやすく、さまざまな精神病、神経症、パーソナリティ症が起こります。前青年期（小学校高学年）、前期（中学校）、中期（高校）、後期（大学）に分かれますが、この時期に人は秘密をもち、徒党をくみ、反抗して素直でなくなります。自分は他と違い、周りから支持され、一貫しているという自己評価に支えられた自我同一性を確立する時期でもあります。社交恐怖、ボーダーライン、統合失調症などでは、自信を失い、他人の評価を気にする同一性をめぐる症状が現れます。

アメリカの精神分析家エリク・ホンブルガー・エリクソン（一九〇二―九四年）は、人間はライフ・サイクル（ライフ・ステージ）に応じて成長し、人生の各世代に個人を超えた精神・社会的な欲求と目標があると考えています。

3　霊精神層のしくみ

霊精神層とは、心身を統合するとともに、無制約的なもの、超越的なもの、永遠なるもの、聖なるもの、神と応答する場です。すなわち、神からの呼びかけ（英語：calling、ドイツ語：Beruf）を霊的に感得し、さらに自己を超越することでフランクルのいう応答責任を果たす場になります。

霊には互いに関連するさまざまな用語があります。アニミズムの信仰対象になる精霊（英語：spirit、フランス語：génie）は、太陽、大地、水、樹木、刀剣など、あらゆるものに宿って人間にさまざまな影響をもたらす非物質的存在で、妖精、鬼などの姿で出現します。宗教とくにキリスト教では、神から人に到来する霊が聖霊（ギリシア語：pneuma hagion、ラテン語：spiritus sanctus、英語：Holy Spirit）と呼ばれます。

一方、人間精神の最奥すなわち霊精神層にある霊性（英語：spirituality）は、聖霊を感じとる受信装置、アンテナであるとともに、高みに向けて自己を超越する飛躍装置、ジャンプ台でもあります。さらに愛に結びついて、人間の心身を統合させる調停役も果たしています。

古代から中世の霊

キリスト教の聖霊は、神が人間に恩恵を授ける恵みの霊です。恩恵、恵み（ギリシア語：カリス

(charis)、ラテン語：グラシア（gratia））とは、人間の資格を前提とせず、因果応報を越えた無償の賜物とされます。マルコとマタイの福音書には登場せず、ルカ福音書では八回、ヨハネ福音書では四回しか用いられていませんが、パウロの書簡には六〇回以上用いられて思想の中心主題になっています。キリスト教が一地方宗教から世界宗教に発展する基礎を築いたパウロ（前一〇ころ—後六五年ころ）によると、人間は律法からは罪の認識が得られるにすぎません。しかし、神の恵みによって無償で義とされ、信仰によって救済されると考えたパウロは、次のように律法から恩恵への方向転換を説きました。

罪が増したところには、恵みはなおいっそう満ちあふれました。〔…〕罪は、もはや、あなたがたを支配することはないからです。あなたがたは律法の下ではなく、恵みの下にいるのです。
（『ローマの信徒への手紙』五・二〇、六・一四）

古代キリスト教会では、グノーシス主義[1]と対立しながら三位一体論が教義の中心を占めたので、パウロの思想は発展しませんでした。古代プトレマイオス王朝の首都アレクサンドリアにはギリシア本土からアルキメデス（物理学）、ユークリッド（数学）ら多数の有能な学者が集まり、壮大な学士院、図書館が建設されて、紀元前四世紀から紀元後三世紀にかけて学術の中心として栄えました。ギリシア教父を代表するオリゲネス・アダマンティオス（一八四ころ—二五三年ころ）は、新プラトン主義[2]のギリシア哲学を広く吸収する一方で、聖書研究に没頭して膨大な著作を残し、キリスト教の教義を哲学的に解明するアレクサンドリア学派の中心となりました。オリゲネスは、魂は自らを動かす実体であり、人間に限らず動物、植物、物体の中にも存在して、地上に生存するために身体を必要とするという魂の先在説を唱え、その本質に霊を置きました。

カッパドキアのギリシア教父ニュッサのグレゴリオス（三三〇ころ―三九四年ころ）は、深い思索によって最初のキリスト教哲学者と呼ばれます。世界は低次から高次まで階層的に配列されており、人間は神と土の二重の起源から創造されました。したがって、自然の中にあって知性を与えられた人間は、物質と精神を結ぶ橋、質料的存在と霊的存在を結ぶ輪のようなもので、感覚界と叡智界の合流点だとされています。

ローマ帝国が築かれると学問の中心もアレクサンドリアからローマに移ります。三世紀に活躍したエジプト生まれのプロティノス（二〇四ころ―二七〇年）は、神秘主義的汎神論哲学を講じてローマにおける新プラトン主義の祖となりました。彼は、万物の存在に一者（ギリシア語：ト・ヘン）、知性（ヌース）、魂（プシュケ）、身体（ソーマ）、質料（ヒュレー）の連続する五段階を区分し、世界には一者から遠心性に分離する流出（プロホドス）と、ここから反転して源泉へと求心性に向かう帰還（エピストロフェ）の二つの運動があるとしています。人間はその中間に位置し、魂から知性に上昇することも、身体と物質に転落することもありえます。こうした人間理解はアウグスティヌス、スコラ哲学、神秘思想に大きな影響を与え、近代のゲオルク・ヴィルヘルム・フリードリヒ・ヘーゲル（一七七〇―一八三一年）やベルクソンにまで及んでいます。

人間が正しいもの、義として認められる義認（ラテン語：justificatio）には、人間に無罪が宣告される宣義と、人間そのものが義となる成義の二つがあります。四世紀のブリタニア（イギリス）出身の修道士ペラギウスは、退廃的な風潮を批判し、キリスト者に自律した道徳を求めました。一方、ラテン教父を代表するヒッポのアウグスティヌス（三五四―四三〇年）はペラギウス主義との論争を通してパウロの思想を復活させ、神が人間に義を分け与えて成義とみなす恩恵論を説きました。そこでは、恩恵が人の深みに働きかけて、罪によって無力になった意志を強め、知識ではなく心を改造することが重視されています。ペラギウスは四一八年にカルタゴ教会会議で異端とされましたが、アウグスティヌスの死後もペラギウス主義はさまざまに形を変えて展開され、中世のドゥンス・スコトゥス、オッカム、近代のカントの自由意志論にも影響を与えました。

中世とは古代と近代の中間を占める五世紀後半〜一五世紀前半のことです。アメリカの歴史家チャールズ・ホーマー・ハスキンズ（一八七〇―一九三七年）は、無知と暗黒の時代とされてきた中世に「一二世紀ルネサンス」という名称を与え、中世理解に転換をもたらしました（ハスキンズ 二〇一七）。この時期にヨーロッパでは都市や官僚国家が形成され、ラテン語が純化されて、ローマ法が復活します。一一世紀末に始まる十字軍遠征はヨーロッパを疲弊させましたが、東方文化をもたらす役割をも果たしました。一三世紀にはアラビア経由でアリストテレスが西欧に受容され、スコラ哲学が栄えたので「一三世紀革命」とも呼ばれます。

一三世紀を代表するドミニコ会士であるスコラ哲学者トマス・アクィナス（一二二五ころ―七四年）は、アリストテレスをもとに心身二元論を離れ、人間を魂と身体の複合的、有限的な合成実体として捉えます。ともに実体である魂と身体は無から同時に創造され、身体は、質料が形相のために存在するように魂のためにあり、魂がその本性に従って働くために身体と結合（実体結合）したと考えました。スコットランド出身で一三世紀後半に活躍したフランシスコ会のヨハネス・ドゥンス・スコトゥス（一二六五ころ―一三〇八年）は、トマス・アクィナスの目的論的意志から離れ、人間の意志が本質的に自由で、行為を引き起こす原因になることを強調しています。同じくフランシスコ会のウィリアム・オブ・オッカム（一二八五ころ―一三四七年ころ）は、スコラ哲学を解体し、知性に対する意志の優位を主張して、自由の基礎に偶然性、未決定性を置きました。この未決定の自由意志によって神と人が直接、意志によって応答的に関係する神学が創始されました。この神学は一五世紀ドイツの神秘主義に発展していきます。

ドイツ神秘主義を代表するマイスター・エックハルト（一二六〇ころ―一三二八年ころ）は、トマス・アクィナスの思想を独自の仕方で超克し、万物の始原を追求してスコラ哲学と神秘主義を結合することで、一四世紀の思想界に大きな影響を与えました。彼は人間存在のもっとも深い部分、理性や感性を超えるはるか上位に根底（ドイツ語：Grund）という概念を置きます。根底とは本来、谷、泉の湧く低地、土台のことですが、エックハルトにおいては魂の閃光、諸力の根、神の像などと表現される宗教的な意味を帯びています。人間は根底において神を受容し、神の働きを捉え、神と一体化することができ、根底において知性が捉える神は、世界を創造し啓示された神ではなく、隠された神性であるとしています。根底は人間のもつ霊性に、隠された神性はフランクルの識られざる神に通じるものです。

ドイツ語説教集を残したドミニコ会のヨハネス・タウラー（一三〇〇ころ―六一年）は、そのエックハルトの根底概念を時空間を超えてはるか遠く理性の光が届かない内奥にある神の宿る場、自己を無にして神を受容する器として捉え、人間を感性、理性、魂の根底の三種に区分しました。

> 人間はあたかも三人であるかのようにふるまいながらも、なお一人なのである。第一は外的、動物的、感覚的な人間であり、第二は認識能力をそなえた内的な人間である。第三の人間とは、自己自身に向かって傾く魂の根底、魂の最上部、心情であり、これらすべてが統合されて一人の人間が形成されるのである。（『説教集』（Tauler 1961））

人間が魂の根底に立ち還り、神と人が霊において神秘的合一を果たすと説くタウラーの学説はルターに大きな影響を与えました。

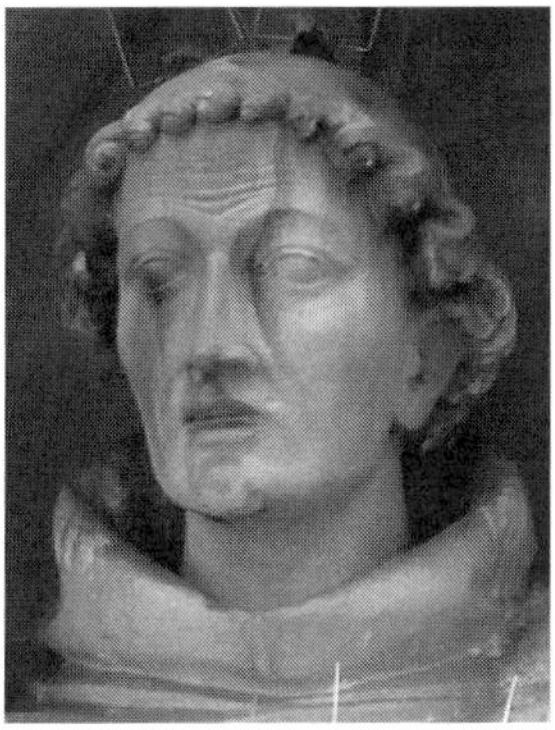
タウラー

ヒューマニズムと宗教改革の霊

ヨーロッパの近代は、一般に一六世紀に始まるとされ、中世から近代への移行期はルネサンスと呼ばれます。ルネサンスとは、一三〜一四世紀の準備期間を経て、一五世紀に最盛期を迎えた古典復興と、それに伴う社会・経済・文化の変革のことです。自由都市と貨幣経済の発展によって、教会の求心力が弱まり、封建秩序が崩壊して、精神的な個性化と自律化が芽生えてきます。中世から近代への移行は、このルネサンスのなかで徐々に進められました。一四〜一六世紀のイタリアを中心とするルネサンスが、古典復興と人間発見という特色を開花させたのに対して、アルプスを越えたフランス、ドイツ、オランダでは、後期ゴシック様式の大聖堂のもとで、倫理、宗教的な性格を色濃く残しながら個人の内面を追求し、黙想をもとに神秘主義の神学研究が育まれました。

ヒューマニズムは人文主義、人道主義、人間中心主義などと訳されますが、語源はラテン語のフマニタス（humanitas）です。フマニタスとは、獣性（フェリタス）、動物性（アニマリタス）に対して、人間の中に生まれながらにして潜在する本性を指す包括的概念で、知的・倫理的・美的教養や身体能力を含みますが、その核心は人間愛にあります。フマニタスを高めることは神性（デイタス）を目指すことであり、より人間的に生きることは神に似ることでもあります。このようにヒューマニズムは高まると宗教性を帯びて、ヘレニズムとヘブライズムが結びつくことになるのです。

フマニタスは、異なるさまざまな要素を包括する概念ですから、それらの調和、秩序を必要とします。どんなに教養にすぐれている人も人間愛を欠くと秩序を保てず、調和が乱れて非人間的になることを避けられません。フマニタスを高めた人、人間愛を核とする調和のとれた普遍的教養を身につけた人がヒューマニズムの理想的人間像であり、ルネサンスの普遍人でした。ヒューマニズムは、自然にあるがままの人間を肯定していません。現実にふりかかる戦乱、略奪、破壊、生活に起こる虚偽、貪欲、憎悪などの原因は、中世の予言僧や占星術者が述べたような神の怒り、天体の動きなどではなく、人間そのものにあることが明らかになりました。人間の本性には悪魔的な暗い部分が潜んでおり、これを制御、克服して自己形成していく創造的、動的な営みが求められます。

一五世紀後半、フィレンツェにアカデミーが創設されます。ここを中心に起こったルネサンス・プラトン主義は、プラトンの形而上学を導入することで知識を体系化し、人間の学芸や政治活動の有能さからではなく、宇宙における地位を確定してルネサンス的なヒューマニズムを発展させました。マルシリオ・フィチーノ（一四三三―九九年）は、プラトンとプロティノスの著作をラテン語に翻訳し、実在を神・天使・魂・質料・物体の五段階に分けた上で、身体と魂からなる人間は、物体界と知性界の中間に位置し、神や天使の下、質料や物体の上に立つとしています。人間の本来あるべき姿とは、知性や理性が身体や物体に依存することなく世界を選びとる自由意志をもつことで、形ある世界から精神の光へ、象徴ないし表現の世界から内なる魂へ超越して神に向かうところにあります。すなわちフィチーノは人間の救済を、魂を身体から、理性を感覚から切り離して、神へと上昇させる浮力を回復するところに置き、プラトン哲学の伝統である真理の普遍性とキリスト教との調和を図ろうとしたのです。

彼の思想は友人のピコ、イギリスのコレット、オランダのエラスムスらに影響を与えました。北イタリアの貴族ピコ・デラ・ミランドラ（一四六三―九四年）は、占星術的な宿命論に対して人間の自由意志を強調する独創的な人間論を展開しています。ピコによると人間の尊厳は、その自然本性や置かれている地位にあるのではなく、開かれているさまざまな可能性を自由意志で選択することによって主体的に自己を実現するところにあります。ピコは三一歳の若さで亡くなりますが、彼の登場はキリスト教的ヒューマニズムを変貌させ、古代から中世を支配した存在の位階秩序および宇宙における人間の特権的な役割の放棄と、神の恩恵によらない自律した近代的な人間像をもたらしました。

ロッテルダムのデジデリウス・エラスムス（一四六六―一五三六年）は、貧しい青年時代を経て修道院からパリに留学し、古典の表現や文体を愛好しました。家庭教師としてイギリスに渡り、ジョン・コレット（一四六七ころ―一五一九年）やトマス・モア（一四七八―一五三五年）らと交流して聖書の原理とヒューマニズムを身につけ、一六世紀の北方ルネサンスを代表する国際人になります。初期の哲学的代表作『エンキリディオン』（一五〇四年）では、プラトンに基づいて人間を身体と魂に、世界を感覚的世界と知性的世界に二分し、倫理の目的を前者から後者への超越と見て、その実現にキリスト教を置きました。

人間は二つあるいは三つのひじょうに相違した部分から合成された、ある種の驚くべき動物で〔…〕一種の神性のごとき魂と、あたかも物いわぬ獣とからできています。もし身体についていうなら、私たちは他の動物の種類にまさるものではなく、むしろそのすべての賜物においてそれに劣っています。しかし魂の面では私たちは神性にあずかるものであり、天使の心そのものをも超えて高まり、神と一つになることができるのです。もしあなたに身体が与えられていなかったとしたら、あなたは神のような存在であったでしょうし、もし精神が付与されていなかったとしたら、あなたは獣であったことでしょう。（エラスムス 一九八九）

一六世紀の宗教改革は、アウグスティヌスの恩恵論、すなわち聖霊の復活です。神は善を求める人間意志を助けるとする半ペラギウス主義[3]のオッカムらの思想に従って学んだマルティン・ルター（一四八三―一五四六年）は、救いの確信をえられず、罪の意識に悩みました。やがて聖霊の注ぎは人為・道徳的にはどうしても獲得できず、信仰によって受容するほかないとの結論に達します。行為義認から信仰義認へ、能動的義から受動的義へ、自力から他力への転換であり、ここから人間は不完全なままキリストの福音によって義とされる「義人にして同時に罪人」（ラテン語：simul iustus et peccator）という逆説的な宣義が説かれることになります。

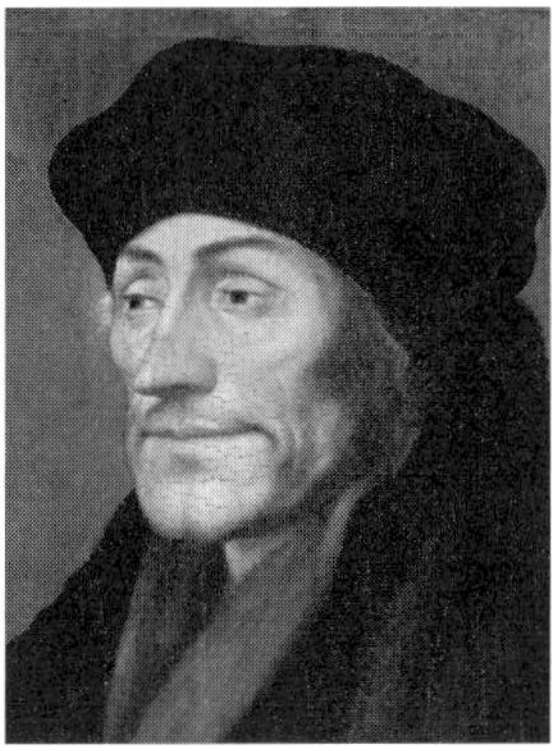
エラスムス

ヒューマニズムが知的エリートの文化運動だったのに対

して、宗教改革は当初から政治的な色彩を帯びていました。ルターは、贖宥券《しょくゆう》に反対し、新約聖書をドイツ語に翻訳して、信仰義認論による新しい神学を確立します。それは神との関係を、人間の行為による功績からではなく、信仰によって生きる基本姿勢から捉えるものです。ここから「信仰によるのみ」（ラテン語：sola fide）という宗教改革の基本理念が出てきました。一方、人間はこの世では身体をもち、自分一人で生きているのではありませんから、信仰のみでは不十分で、奉仕する僕《しもべ》としてあらゆる善きわざをなすべきです。それは第一に、肉欲を抑えるために断食、勤行、労働などによって身体を制御すること、第二に、他人に奉仕する愛の行為です。自由であったにもかかわらず、私たちのために僕となったキリストのように、人間は他人の利益をはかり、隣人の救いのために努めるべきだというのです。キリスト教信徒は、相手の賞賛、感謝、報酬を期待することなく、また忘恩の非難をこうむろうとも、隣人に奉仕し、自分のためではなく他人のために生きなければなりません。

ドイツで宗教改革が始まったころのイタリアは、政治的に不安定でしたがルネサンスの最中にありました。一五世紀中ごろから一般信徒の間に宗教心が高まり、完全なキリスト教生活を目指して慈善事業を行う新しい信心会が数多く結成されます。一方、聖職者や旧来の托鉢《たくはつ》修道会の内部からもカトリック教会の刷新を求める動きが出始めます。反宗教改革あるいは対抗宗教改革とは、一六世紀半ばから一七世紀にわたるプロテスタントに対抗するカトリック教会の復興改革運動のことです。それはヨーロッパにおけるスペインの覇権を背景にして、イエズス会の勢力拡大、新たな修道会（カプチン会、カルメル会）の設立、典礼の整備、社会習慣、芸術など多岐に及んでいます。

霊の後退と近代精神医学の誕生

一七世紀のヨーロッパは、政治、経済、文化が拡大し、さまざまな国で自然科学的な発見が相次ぎました。イタリアのガリレオ（自然の数学化）、イギリスのニュートン（力学）、フック（顕微鏡）、ハーヴェイ（血液循環）、ドイツのケプラー（天文学）、フランスのデカルト（幾何学）、オランダのホイヘンス（光学）などです。とはいえ、こうした自然科学の進歩は精神医学にほとんど寄与することがありませんでした。精神病は当時えられた科学知からは不可解であり、患者さんは相変わらず悪から生じ、この世に災いをもたらす救いようのない存在だったのです。

ルネ・デカルト（一五九六―一六五〇年）は、思想と研究の自由を求めて約二〇年間オランダで従来の学問方法や社会通念を検討しなおし、幾何学的方法による学問の再建を試みました。彼は、すべてを主観的思惟（ラテン語：cogito）から開始する合理主義に立ち、理性を善のイデアを認識するような特権的なものとは考えず、すべての人に備わった平均的能力と見ている点で近代理性の先駆となるものです。思考の合理性を尊重し、一六三七年の『方法序説』で動物機械論を唱えて、理性をもつ人間には心身二元論をとりました。無神論医師ジュリアン・オフレ・ド・ラ・メトリ（一七〇九―一七五一年）がこれを人間に拡大し、一七四七年の『人間機械論』のなかで「人体は自らゼンマイを巻く機械である」と述べます（ラ・メトリ　一九三二）。

一七世紀後半から一八世紀前半にかけてスコラ哲学は衰退し、宗教と教会に対する懐疑と批判が高

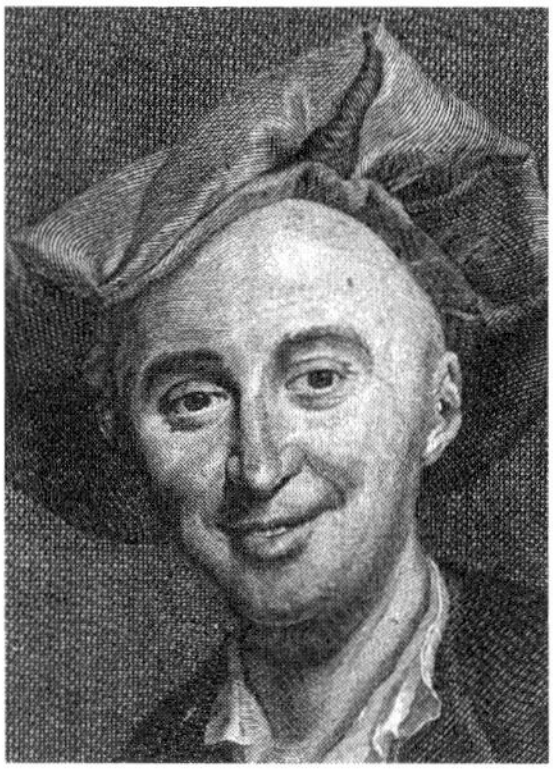

ラ・メトリ

まります。ヨーロッパの旧体制、すなわち絶対君主制と領邦教会制は、イギリスにおける一六四二〜四九年のイギリス革命と一六八八年の名誉革命、一七七六年のアメリカ独立革命、そして一七八九年のフランス革命によって大きく変革しました。これらは市民社会の成立をもたらす政治運動でしたが、一種の精神革命でもあり、それはフランス革命においてとりわけ顕著でした。フランス革命は一七八九〜九九年の一〇年間、国民の殆ど全階層を巻き込んでフランスの社会構造を根本的に変革しました。ヨーロッパの近代はフランス革命を境に前半期と後半期に分かれ、前半期が一般に近代と呼ばれるものです。

ヨーロッパの近代思想には合理主義と個人主義という二つの基本特徴がありますが、これは一七世紀後半に始まる啓蒙思想の中で形成されました。啓蒙《けいもう》（ドイツ語：Aufklärung、フランス語：lumières）は本来、神から人への照明を意味する教会用語でしたが、一八世紀には理性の光によってもたらされる人間の自己開明の意味に解されるようになります。カントは啓蒙について「人間が自己の未成年段階を脱却することで、自分から悟性を使用する決意と勇気をもつこと」と述べています。

フランスの『百科全書』は、ほとんどすべての啓蒙思想家が編集に参画し、執筆者一八〇名によって、三〇年の歳月をかけて出版された全二八巻、増補五巻、分析表二巻から成る一八世紀啓蒙思想を代表する著作です。ベール、モンテスキュー、ヴォルテールら前期啓蒙思想家は、宗教から離れて人間の本性を描こうとしましたが、後期を代表する数学者ダランベール、感覚論者コンディヤック、唯物論者エルヴェシウス、重農主義経済学者テュルゴ、ジュネーヴの銀行家ネッケル、ラ・メトリ、ディドロらのいわゆる百科全書派と、後に彼らと袂《たもと》を分かつジャン＝ジャック・ルソー（一七一二―七八年）は、政治や道徳を物質的、本能的な自然性から捉え直そうとしました。『百科全書』の中心的な編集者ドニ・ディドロ（一七一三―八四年）は、イギリス経験論をもとにキリスト教を非難し、ニュートンの物理学を評価して、信仰を理性に、迷信を科学に、宗教を哲学に置き換えることで革新的な世俗化運動を推進しようとします。さらに貴族や僧侶の特権を排除し、国民の大多数を占める第三身分を解放して、社会の主役として貴族に代わる市民階級（ブルジョアジー）を登場させました。市民階級は一八世紀後半から一九世紀にかけて、革命を起こして旧体制を崩壊させ、都市を建設し、科学技術を振興し、産業文化を形成することになります。

南フランス出身の医師フィリップ・ピネルは、三〇歳を過ぎてパリに出て、翻訳で生計を立てながら植物園で分類学を深めました。パリ大学の衛生学と病理学の教授になり、革命と恐怖政治の時代にはルイ一六世の処刑に立ち会い、ナポレオンの顧問医を務め、激動する四八年間をパリで過ごしました。彼がビセートル病院で、看護人ピュサンとともに精神病の患者さんを鎖から解いたのはフランス革命下の一七九三年とされますが、これには諸説があり月日も確定できていません。近代精神医学の幕開けを象徴するこの出来事は、今日の視点からみると小規模で限定的なものだったらしいのですが、病院の機構や衛生を改革し、患者さんを毎日回診、観察して病歴を保存するという臨床医学の基礎を築きました（スムレーニュ 一九八八）。

　ピネルの弟子ジャン・エティエンヌ・ドミニク・エスキロールは師の分類を継承し、多くの弟子を育てて、疾患分類を深化させました。ヨーロッパにおける近代精神医学の誕生と発展はエスキロールの功績によるところが大きいのですが、それは霊の後退すなわち世俗化と分かちがたく結びついていました。ところで近代精神医学は必ずしもヨーロッパに限定された現象ではありません。江戸中期の漢方医・香川修庵《しゅうあん》（一六八三―一七五五年）は、ピネルより半世紀も先んじて、精神病や摂食症の患者さんを診療し、近代精神医学の基礎を築いています（香川 二〇一九）。わが国に中国医学が朱子学とともに導入されたのは室町時代です。その後、医師たちは中国古典に学びながらさまざまな工夫を

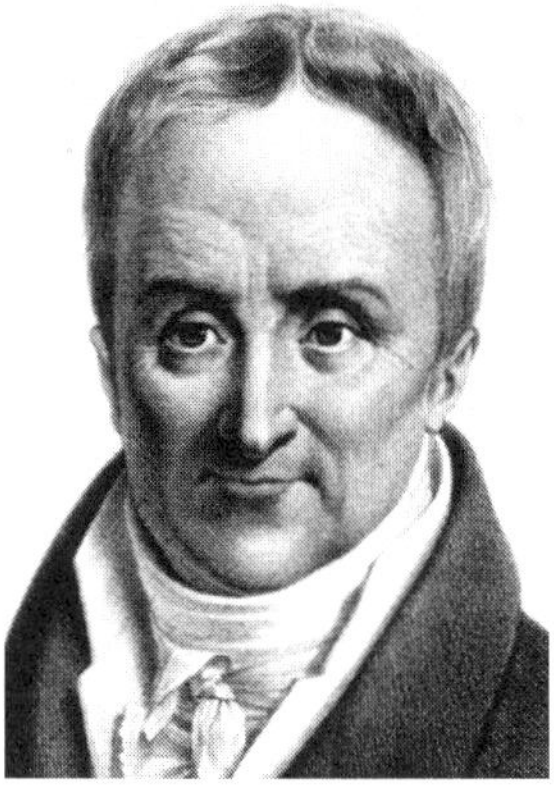

ピネル

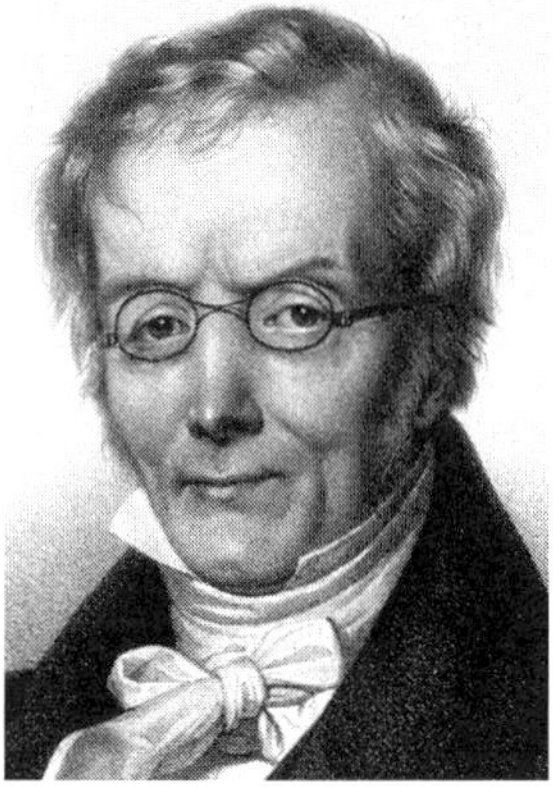

エスキロール

加え、独自の思想と流派を形成して発展させました。したがって私たちが知る漢方医学は、中国医学そのものではなく、江戸時代に洗練され完成された日本独自の医学なのです。

ピネルとエスキロールは、精神病の原因を胸腹部に置き、そこから遠隔的に波及した脳の機能破綻だと見ていました。修庵も同じく、精神病（癇《かん》）の原因を不安が気を動かして腹部のしこり（癥《ちょう》）を上昇させることと見て、気を下すために滝に打たれる瀑布泉療法を勧めています。わが国に修庵の精神医学が定着しなかった理由は、エスキロールのような精神医学専門の後継者が登場しなかったためと思われます。精神病を脳の病気と断定したのはエスキロールの若い弟子エティエンヌ・ジャン・ジョルジェ（一七九五―一八二八年）で一八二〇年のことです（ジョルジェ 二〇一四）。以来、精神医学はしだいに自然科学の中で脳との関わりを強めながら、すなわち霊から遠ざかり世俗化を加速させながら、今日まで二世紀あまりの歴史を重ねてきました。

霊の復活とロマン主義精神医学

一七世紀オランダの神学者コルネリウス・ヤンセン（一五八五―一六三八年）は、アウグスティヌス研究をもとに無条件の恩恵と予定を主張して対抗宗教改革を目指しました。彼の思想はジャンセニズムと呼ばれ、人間の自由意志と功績を重視するイエズス会と対立してポール＝ロワイヤル修道院の中心原理となり、ラシーヌやパスカルに影響を与えました。三〇年戦争の政治情勢も絡んでローマ教会からは異端とされながら、今日までフランス神学思想の底流に位置しています。

ジャンセニズムの信仰をもつ科学者、思想家でもあったブレーズ・パスカル（一六二三―六二年）は、人間固有の偉大と悲惨、二重性と矛盾性に注目し、より高い立場からこの二律背反を解決しようとしました。パスカルは人間を、一瞬にして無限の宇宙にのみ込まれる危険にさらされながら、そのことを自覚して自然を包み、完全なものを目指して上昇しようとする「宇宙の栄誉にして屑物(gloire et rebut de l'univers)」、すなわちデカルトのいう理性の偉大さとミシェル・ド・モンテーニュ（一五三三―九二年）の教える自我の虚しさとを併せもつ中間的存在として捉えています（三木 一九八〇）。この偉大と悲惨の矛盾をパスカルは、理性に基づく幾何学的な心ではなく、心情（フランス語：sentiment du cœur、ドイツ語：Gemüt、英語：moral）という別の秩序を導入することで解決しようとしました。心情とは、理性的精神を極限まで働かせることで得られる繊細な心（フランス語：esprit de finesse）で、この一種の霊性によって、以下に示すように、人間は神を直観し、キリストへの信仰に向かうことができるというのです。

> われわれが真理を知るのは、理性によってのみならず、心情によってである。われわれが第一原理を知るのは後者によるのである。〔…〕（L一一〇、B二八二）
>
> 〔…〕心情は空間に三つの次元があることを感じ、数は無限であることを感じる。／神を直観するのは心情であって理性ではない。これが信仰というものである。理性ではなく心情に感じ取れる〔心に沁み入ってくる〕神。（L四二四、B二七八）（パスカル 二〇一五―一六。一部改訳）

デカルトがものごとを同質・連続する合理的認識で捉え、いわば自己完結的な体系を築いたのに対して、パスカルは異なる秩序によって飛躍して一段高い立場に立とうとします。こうした合理主義に対立する反近代的な脱世俗化思想は、後にキルケゴールを経てキリスト教的実存主義へと発展していきます。

フランス革命期の哲学者メーヌ・ド・ビラン（一七六六—一八二四年）は、カントの影響を受けながらデカルトの心身分離を批判して、衝動・無意識的な動物的生活、自由な自我意識をもつ人間的生活、神による受動的な霊的生活からなる人間学を築きました。人間を、動物的にも人間的にも霊的にも生きる心身統一した存在と考え、意志的努力による身体の共存を重視したのです。その思想は身体哲学であると同時に、近代における霊の復活でもありました（メーヌ・ド・ビラン 二〇〇一）。

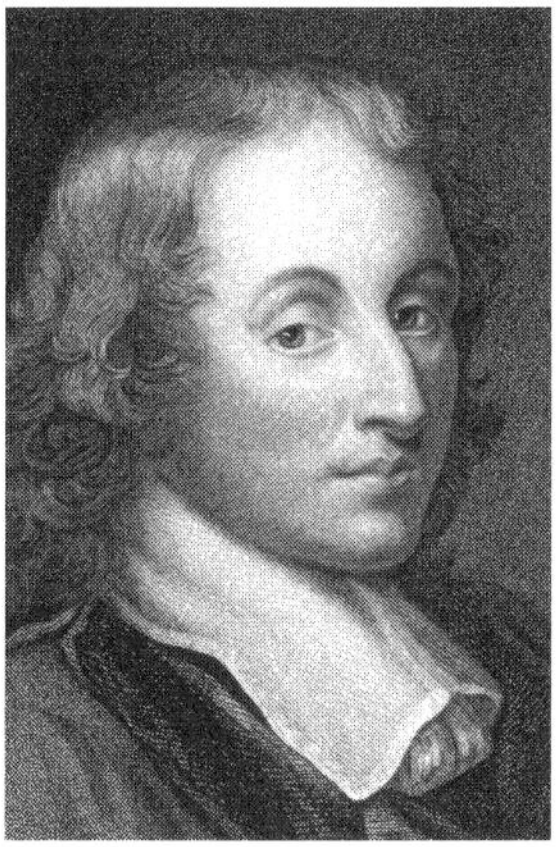
パスカル

一七世紀後半のドイツに啓蒙思想と並行して現れた敬虔主義は、ウェストファリア条約以降の連邦教会制における教会の形骸化と内的生命力の喪失に対する、ルター派プロテスタントによる信仰覚醒運動でした。啓蒙思想と敬虔主義はともに内面傾向をもちますが、前者はこれを理性と自己確信に、後者は信仰と霊性に

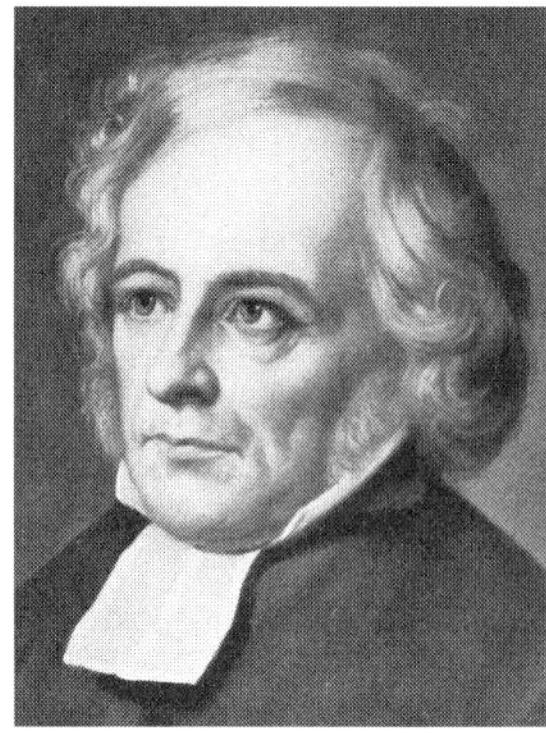
シュライエルマッハー

求める点で対立します。敬虔主義はまた、正統主義教会にとどまりながら信仰の覚醒に努める点で、英国教会に対する初期ピューリタニズム、カトリック教会に対するジャンセニズムに似ています。シュライエルマッハー、ゲーテ、ヘルダーリン、ヘーゲル、キルケゴールら神学、文学、思想の領域に広範な影響を与えました。

ドイツの神学者フリードリヒ・シュライエルマッハー（一七六八―一八三四年）は、ヘルンフート派敬虔主義の中で育ち、はじめカントの影響を受けましたが、後にロマン主義運動に加わり、近代キリスト教神学の父と呼ばれます。彼は宗教を、啓蒙主義者が蔑視する幼稚な哲学でも、カントが説く道徳の付録でもないとして、その本質を「思惟でも行為でもなく、直観と感受である」と簡潔に定義しました（シュライエルマッヘル 一九四九）。さらに晩年には、絶対的な依存感受（ドイツ語：schlechthinnige Abhängigkeitsgefühl）と表現しています。

ロマン主義とは、一八世紀末から一九世紀前半のドイツ、イギリス、フランス、ロシアなどヨーロッパ全土に広まった思潮のことです。ヨハン・ゴットリープ・フィヒテ（一七六二―一八一四年）、フリードリヒ・シェリング（一七七五―一八五四年）などドイツ観念論の流れを汲み、内的感情、直観、全一的生命を尊重するとともに、一方では調和と普遍的な価値基準を重んじた古典主義を脱却し、他方では合理的、実証的な啓蒙思想の反動として、文学、音楽、美術、演劇、建築などの芸術に多様な表現をもたらしました。それぞれの国や分野に若干の違い、時期のずれが見られますが、およそ一七九〇年代から一八三〇年代にわたって、時空を超えた無限性、ルネサンス以前への回帰、理性に対する感情の優位、非日常性、崇高さ、聖なるものへの憧憬、罪の意識、良心の疚しさなどを含んでいます（山内・阿部・高辻 一九九七）。

ロマン主義は医学には貢献しませんでしたが、精神医学では、とりわけドイツにおいて、ロマン主義精神医学という潮流を生み出しました。イーデラー、ハインロートらのロマン主義精神医学は心身医学、力動精神医学の起源ですが、精神医学の脱世俗化、すなわち第三の精神医学の源流の一つでもあります。その特徴は、生気論を基礎に置いていること、疾患分類に関心が低いこと、精神病の原因として身体要因より心理要因を重視していること、治療に個人心理療法を用いること、などとしてまとめることができるでしょう。人体の生理や病気をすべて物理学で説明できるとする人々を物理医学派、化学変化から理解しようとする人々を化学医学派と呼びます。いずれも生命を物質現象と考える機械論、身体主義です。それに対して生気論とは、生命現象には物質に還元できない特別な原理、法則、力が働いているという考え方のことです。

ハレ大学でフロギストン（燃焼素）説を提唱したゲオルク・エルンスト・シュタール（一六六〇—一七三四年）は、機械・化学的モデルに反対して、生命の根源に生命力、魂を置く物心二元論をたてました。魂は意識や意志領域を越えて身体にもおよび、その保存に向けて能動・目的論的に働くとしています。病気は身体に外力が加わることで起こりますが、それを修正しようとする魂の努力が行き過ぎても起こるので、症状のうちに病気そのものの結果と魂の反応を峻別すべきであり、精神病は魂の自由な働きが妨げられて発病すると考えました。この考えは後の侵襲学、レジリアンスなどに通じるものです。

人生は自己破壊と再建の絶えざる過程であり、その平衡を維持するために人間は欠けている要素を外から取り入れる必要があります。これをカール・ヴィルヘルム・イーデラー（一七九五―一八六〇年）は生命法則と呼んでいます。イーデラーは、精神病の原因として情動とくに性的欲求不満を挙げ、妄想の起源を幼少時に求めて、個人心理療法の有効性を強調しました。また、ヨハン・クリスティアン・アウグスト・ハインロート（一七七三―一八四三年）はキリスト教の理念をもとにして、心理過程に自己意識、意識、良心の三段階を区別し、神性を獲得すべく努力する人間が罪に悩み、自由を失って精神病になると考えています。

身体主義者ヴィルヘルム・グリージンガー（一八一七―六八年）が一八六四年にベルリン大学の教授になり、精神医学からロマン主義や観念論を棄却して、他の医学部門と同等の自然科学的な地位を目指す道を拓くと、ドイツでは身体主義が主流になり、ロマン主義精神医学は衰退していきます。

現代の霊

ヨーロッパの近代と現代を分けるのは、前後で価値観の大きく変化した第一次大戦の終結した一九一八年といわれます。この年にオスヴァルト・シュペングラー（一八八〇―一九三六年）は『西洋の没落』を著し、ヨーロッパのキリスト教文化が成長、成熟を経て衰退の段階に達し、没落が全体を被っているというペシミスティックな歴史観を示しました。フランス革命の勃発から第一次大戦の終結までを一九世紀と見なす意見もあります。

第一次大戦によるヨーロッパの政治的、経済的な混乱は、既成概念や古い形式を破壊する革新運動が、広く大衆を巻き込んで美術、演劇、文学、建築、映画、音楽などすべての分野に起こり、思想的には、表現主義、実存主義、マルクス主義、現象学などが人々の心を捉えました。シェーラーは一九一八年に『宗教の再興について』を発表し、戦争によって引き裂かれたヨーロッパ諸国に向けて、共同の罪を自覚し、破壊のなかで宗教を創造的に再興するように促します。

ティリッヒは、シュライエルマッハーを継承し、神学の役割をイエス・キリストに現れた永遠の真理と歴史的現実の諸問題を調停するところにあると見て、究極的な問いを提起する哲学と、使信をもって応答する神学との境界線上で思索を展開しました（ティリッヒ　一九七八b）。霊は、存在の力（第一原理）と存在の意味（第二原理）を統合する機能をもつ生命の要であり、霊としての完成を目指す人間は、合理と情念、愛と欲動、正義と力を調和させて自己超越を実現しようとします。神の霊的臨在は、超越方向から人を招き、啓示と救済によって、自己陶酔、狂信、思い上がりを戒《いまし》めて脱自に導くと述べています。

同じプロテスタント神学でもスイスのカール・バルト（一八八六―一九六八年）は、シュライエルマッハーに代表される一九世紀の人間中心的な自由主義神学を批判し、一九一九年に『ローマ書講解』を著して啓示の絶対性を強調するとともに神学を純粋に神の言葉の上に構築しようと試みました（バルト 二〇〇一）。その立場は「神の言葉の神学」あるいはキルケゴールのいう神と人間の質的な断絶をもとに「弁証法神学」と呼ばれます。人間はもともと人格的存在なのではなく、神に愛され、神を愛することが許されるということにおいて人格的存在になるのだと述べ、罪とは高慢（思い上がり）、怠慢（おこたり）、虚偽（いつわり）ゆえに、神の愛の命令に背《そむ》くことだとしています。ここでは人間のもつ霊性、神への応答責任、自由、意志、努力などは否定されるので、人間学を排除した神学的主観主義と見ることもできます。

現代医療に霊を復活させたのは、アメリカの内科医ウィリアム・オスラー（一八四九―一九一九年）です（日野原 二〇一四）。カナダの貧しい牧師の家に生まれたオスラーは、創立時のジョンズ・ホプキンス大学教授をつとめ、亜急性心内膜炎のオスラー結節、真性多血球血症、毛細血管拡張症などに名を残しました。今日のベッドサイド・ティーチングをはじめて試み、一八九二年には名著と評判の高い内科学教科書を著しています。一九一〇年の『癒やす信仰』という講演では、患者さんの霊性や信仰が健康、治療に与える可能性を喚起しました。もともと神学を目指していたオスラーは、キュアとケアを区別し、「私たち医師は病気をごく稀にしか治せない。せいぜい回復させることができるに過ぎない。しかし、たとえ病気を治せなくても、どんな場合でも、患者さんをケアすることはできる」という感動的な言葉を残しています。

ＷＨＯが霊の語を用いたのは一九八〇年代のがんの緩和ケアにおいてであり、一九九八年には健康の定義に霊を加える以下の改正案を提案しています。

健康とは、肉体的、精神的、霊的、社会的に完全に満ち足りた動的状態のことで、単に病気にかかっていないとか、病弱でないということを指すのではない。

この提案の背景には中国、インドなどからの働きかけがありました。一方、霊の定義が不明瞭であるとの指摘があり、医療と宗教の混淆も懸念されたため、改正案は最終的に採択には至りませんでした。しかしＷＨＯが人間の健康に霊的要素を含めたのは画期的なことといえるでしょう。

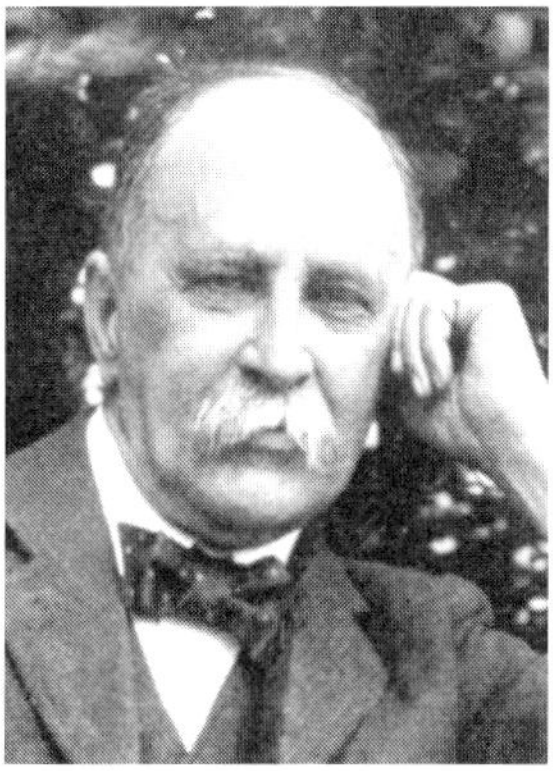

オスラー

わが国の霊

心を強く動かされる意味をもつやまと言葉には、「かなし」、「あはれ」、「もののあはれ」などがあります。「かなし」は、自分の力ではとても及ばない無力感、思いが届かない切なさを表現しています。悲し、哀し、愛しとも書き、死や別離のいたましさ、無念さ、気の毒、いとおしさのほか、心を強く動かされるさま、感心する、貧しさがこたえるなどの多様な意味が含まれていました。

文芸評論家の小林秀雄（一九〇二―八三年）が、一九四六年にアンリ・ゲオン（一八七五―一九四四年）を引用しながらモーツァルトの音楽を、「万葉のかなし」に通暁する「疾走するかなしさ」と表現したことはよく知られています。彼がここで脳裏に描いた「万葉のかなし」とは、群馬の古い地名、多胡《たご》にまつわる万葉集東歌「吾《あ》が恋は　まさかもかなし　草枕　多胡の入野の　奥もかなしも」でしょうか。哲学者の九鬼周造（一八八八―一九四一年）は「もののあはれ」を、自己が他者の有限性に向かって、あるいは他者を通して自身の有限性に向かって呼びかける自己内奥の哀調として捉え、思索を自他の偶然性の問題へと発展させせました。

慈悲は仏教の中心的概念の一つです。「慈」はパーリ語のメッタ（metta）、サンスクリット語のマイトリー（maitrī）の翻訳で、親愛、同情、励ましを意味しています。「悲」は同じく人生の苦しみに呻《うめ》く、同感し思いやる嘆息（カルマー（karunā））の翻訳です。小乗仏教の慈悲は、修行者の目指す心の平安、崇高な境地を指していました。紀元後一世紀ころに民衆から生じた大乗仏教は、伝統的仏教の独善・高踏的な姿勢を批判し、菩薩（大乗の修行者）による他人に奉仕する態度を鮮明にします。ここで慈悲がクローズアップされるようになりました。慈悲は愛（プレマン（preman））と密接な関わりがあり、もともと自己愛から生じます。すべての人は生を愛し、死を恐れるので、自己を思い比べて他者を憐み愛するはずである、という素朴な道徳観に基づいているからです。

慈悲は親が子に示す情愛、親しいものに示す友愛から、しだいに純粋・抽象化されて、人が我執を捨てて実践する究極の理想へと向かいます。儒教の説く仁も、人と人の間に生じる愛、道義のことですが、階級の上の者が下の者に示すことを基本にしており、平等、無差別な慈悲とは異なります。仏教では自他を平等にみて、「自他不二」（天台宗）あるいは「自他一如」（道元）などと表現されます。自己を否定して他者に実践が要請される慈悲の成立には、聖なるものや絶対者をたてず、対立関係にない自他をともに空《くう》（スニア（sunya））のなかに解消する独自の思想があります。

慈悲には、仏の大慈悲と人間（凡夫）の小慈悲が区別されます。『観無量寿経』には「仏心とは大慈悲、これなり」と記されています。小慈悲には衆生縁、法縁、無縁の三種が区別されます。衆生縁によるものは現実社会において個人が示す慈悲、法縁ないし有縁によるものとは我執を捨てて自己を寂滅し、他人に奉仕する小乗の慈悲行、大乗の菩薩による慈悲を指しています。無縁とは対象をもたず、すべてを平等にみて、生きとし生けるものを救済する仏の絶対的な大慈悲、如来の本有性徳の慈悲に相当します。

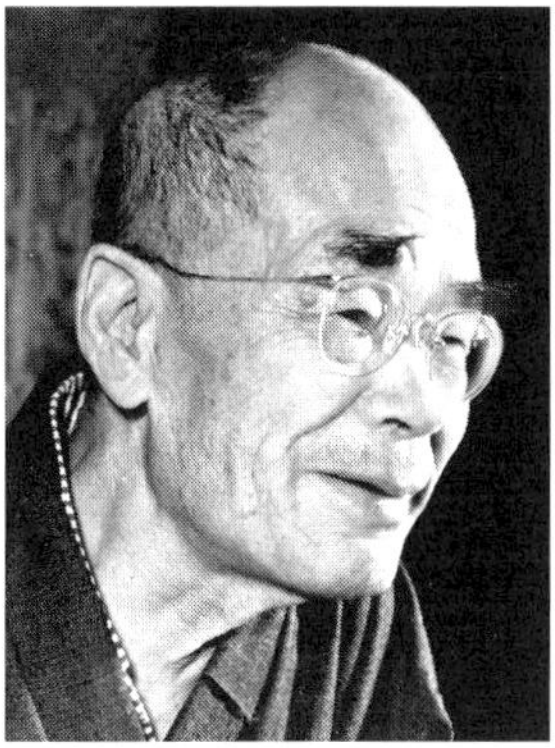
鈴木大拙

宗教学者・鈴木大拙（一八七〇―一九六六年）によると、わが国の霊は鎌倉時代、法然にはじまって親鸞で開花した浄土真宗において初めて出現しました（鈴木 一九七二）。法然（一一三三―一二一二年）は専修念仏を強調し、パウロやルターによる「罪人《つみびと》の義認」の思想に近い絶対他力による浄土往生を説いています。

法然の弟子・親鸞（一一七三—一二六二年）は、師の教えを大地に降ろし、地方に広めて浄土真宗の祖となりました。親鸞は、凡夫はすべて小慈小悲のない悪人であり、自らの力では自分を救うことができず、慈悲は如来より来るものと考えています。彼は慈悲について『歎異抄』で次のように述べています。

> 慈悲に聖道・浄土のかはりめあり。聖道の慈悲といふは、ものをあはれみ、かなしみ、はぐくむなり。しかれども、おもふがごとくたすけとぐること、きはめてありがたし。浄土の慈悲といふは、念仏して、いそぎ仏になりて、大慈大悲心をもて、おもふがごとく衆生を利益するをいふべきなり。今生に、いかにいとをし、不便とおもふとも、存知のごとくたすけがたければ、この慈悲始終なし。しかれば、念仏まふすのみぞ、すゑとをりたる大慈悲心にてさぶらふべきと、云々。

私たちが聖道門（自力）の知によって、他者の困難や悲嘆に同情し、助けようとしても、現世の制約から十分に成し遂げることはできない。そこで浄土門（他力）を選び、自力を棄て成仏して彼岸へ超出し（往相の廻向）、そこから此岸へ帰還して（還相《げんそう》の廻向）人々を救済するほかはない。信じて念仏することだけが、衆生への慈悲を貫徹する道（即得往生）である、というのです。

親鸞の思想は如来の本願に対する絶対信仰であり、念仏を人間生活全般に広めるために、自ら清浄な生活を棄てて肉食妻帯に踏み切りました。ルターが修道僧の生活を否定して、あえて結婚に踏み切った動機に似ています。そこから悪人であるがゆえに無量寿仏の本願に救われる正しい資格があるという悪人正機説が出てきます。彼は阿弥陀如来が五劫の長きにわたって思案を重ねて確立した本願とは、よく考えてみると罪悪が深く、煩悩に満ちた自分ひとりのためであると説いたのです。この「ひとえに親鸞一人《いちにん》がためなりけり」という表現は、個人であるとともに個人を超える実存的自己認識です。パウロのいう「罪びとの頭《かしら》」としての自己認識と同じく、霊の発動する基盤だといえるでしょう。因果応報を否定し、悪なるがゆえに善を報いられるとする逆説・画期的な霊性思想の登場です。

4　心身二元論から人間学的三元論へ

私たち人間は、身体を有するにもかかわらず絶えず身体から離れようと欲し、崇高さに向かいながら身体の束縛を決して逃れられません。三つの精神層は、層的な感得作用とエネルギーをもとにして人間にはじめから具わっているもので、脳の構造のように進化論に対応しているわけではありません。むしろ垂直と水平の異なる方向に広がる、三つの精神層を併せもつ存在を人間と呼ぶのです。新約聖書には霊・魂・体の三区分が一回だけ登場します。

どうか、平和の神御自身が、あなたがたを全く聖なる者としてくださいますように。また、あなたがたの霊も魂も体も何一つ欠けたところのないものとして守り、わたしたちの主イエス・キリストの来られるとき、非のうちどころのないものとしてくださいますように。(『テサロニケの信徒への手紙 一』五・二三)

しかし、これは人間の独立した構成要素を指すのではなく、三者が一体となる人間存在の全体を、いわば先取りして表現したものと見るべきでしょう。神の霊は、生まれたままの移ろいやすい地上的な人間の本性に属しているのではなく、キリストから来る恩恵によって与えられます。霊の次元はまだ到来していませんが、人間はすでにその実現に向かう途上にあります。古い人から新しい人への変革、キリスト復活の意味はここに置かれているのです。

オリゲネスによると、霊とは魂の本質であり、創造時には完全な純粋さをもっていましたが、意志の自由によって転倒し、ほかの本質と結びついてしまいました。魂が神との一致に向かう高いありかたが霊であり、精神の活動です。それに対して身体や物質に向かう魂の低いありかたが、ギリシア語でプシュケと呼ばれる生命原理になります。人間の魂を悪霊が占拠すると、悪魔つき、狂人になり、良い霊が鼓舞すると神に向かうのだと述べています。彼の先在説、二重創造説は、霊・魂・体の人間学的三元論の原点になりました。

アウグスティヌスの心身論は、彼自身の成長、発展とともに変化しています。初期は基本的に人間を、魂（ラテン語：アニマ（anima））・体（コルプス（corpus））の二元論で捉え、プラトン主義の影響を受けて身体に対する魂の優位を説いていました。身体を動かす生命原理である魂は実体として一つですが、果たす機能によってさまざまに呼ばれ、そのなかに霊（スピリトゥス（spiritus））が含まれると述べています。後期の著作『三位一体』では、身体的生活や感覚的認識など動物と共有するすべてを外的人間に帰し、内的人間を霊的実体あるいはホモ・スピリテュアリス（homo spiritualis＝霊の人）として捉えました。

アイルランド出身の哲学・神学者ヨハネス・スコトゥス・エリウゲナ（八一〇ころ―八七七年ころ）は、東方教会の思想を西方中世に導入し、ラテン教父とギリシア教父の調和を図りました。人間は神によって魂・体が同時に創造され、本来は霊的でしたが、高慢ゆえに堕落したため、死滅する物体としての二重性を帯びることになったとしています。魂には外部と接触して心象を形成する感性、その上にたってこれらを統一する理性、神を捉える認識能力の知性の三つの機能があると述べています。これはオリゲネスの人間学的三元論に対応するものです。

ルターは、タウラーの人間本性の三区分（感性、理性、根底）とキリスト教の神学的二区分（霊と肉）を考察し、後者を自然本性ではなく性質の区分と見て、霊・魂・体の人間学的三元論に達しました。彼はそれを次のように幕屋の比喩を用いて説明しています。

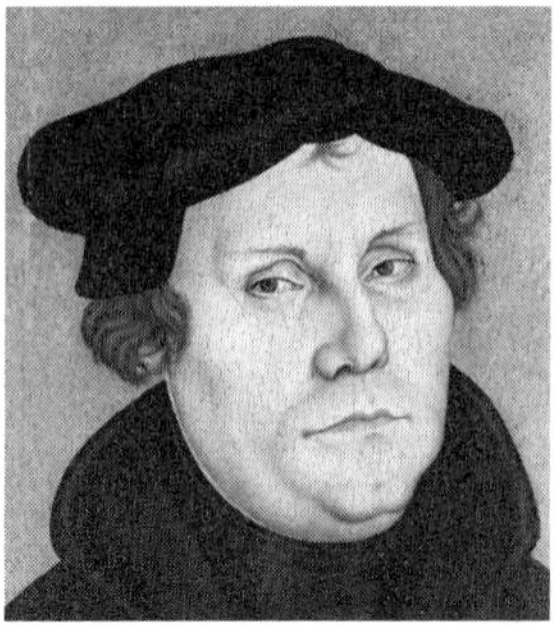
ルター

この象徴のなかにキリスト教徒が描かれる。その霊は至聖所であり、光なく信仰の暗闇の中にある神の住まいである。なぜなら霊は、見ることも感じることも理解することもないものを信じるからである。彼の魂は聖所である。そこには七つの光があり、それらは身体的可視的事物を理解し、判別し、知覚し、認識する一切の働きである。彼の身体は前庭であり、すべての人の目に明らかである。（ルター 一九四一。一部改訳）

ルターの考える霊とは、信仰と神の言葉が宿る人間の最高、最深、最貴の場で、これによって人間は理解しがたく目に見えない永遠を把握することができるのです。魂は理性が認識できるものを把握する場であり、身体は魂が認識し霊性が信じるものに従って働く場です。すなわち霊が下にある魂と体、心身を統合している三層構造になっています。

デンマークのセーレン・キルケゴール（一八一三—五五年）は一九世紀に霊を復活させ、霊・魂・体の現代人間学的三元論の先駆となりました。キルケゴールは、ヘーゲルが『エンテュクロペディー』（一八一七—三〇年）で説いた魂・意識・精神の三区分を批判的に発展させ、身体（ドイツ語：Leib）と魂（Seele）の総合としての霊（Geist）を構想しました。キルケゴールによると、霊はヘーゲルのような普遍、抽象的な原理ではなく、時間と永遠、有限と無限、必然と自由などを含む一つの関係です。相互に矛盾し二元的で不可分な心身が、あるべき姿に統合されるためには霊的な関係に入る決断を迫られる実存的課題の前に立たされるとしており、ここにはキリスト教的人間観を見ることができます。人間を関係としての自己と捉えたキルケゴールは、その構造を地下室つきの二階家に喩えました。地下室には感性（体）、一階には知性（魂）、二階には精神（霊）が住んでいます。霊は家全体を統括する主人ですが、同時に他の家（他者）にも永遠者（神）にも関係する働きをもっています。

人間はだれでも、霊たるべき素質をもって造られた心身の総合である。これが人間という家の構造なのである。しかるに、とかく人間は地下室に住むことを、感性の規定のうちに住むことを好むのである。（キェルケゴール　一九三九。一部改訳）

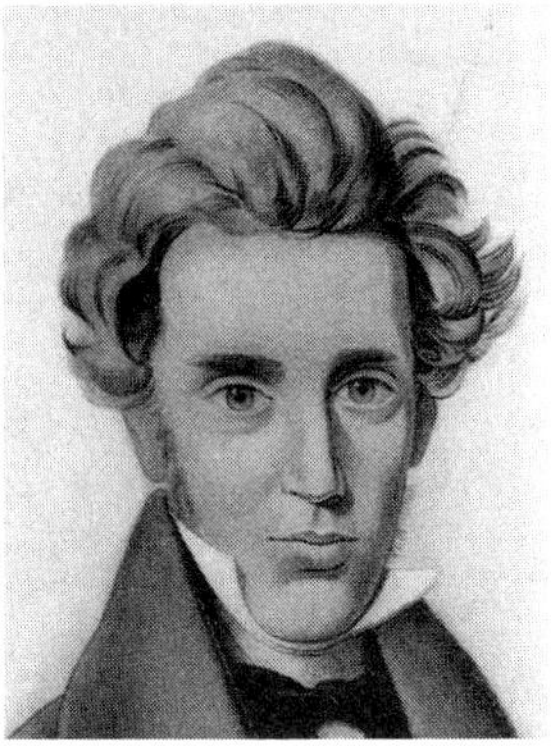
キルケゴール

霊は人間の内にあって、心身を統合するばかりでなく、聖なるもの、永遠、神と交流する場でもあります。それは第一に、微弱な無線電波に周波数を合わせるように、聖なるものが発するシグナル、神の言葉を聴きとる受信装置、アンテナです。理性とも感性とも異なり、目に見えないもののごとの真理を、心の奥深くで直観的に感じとるパスカル

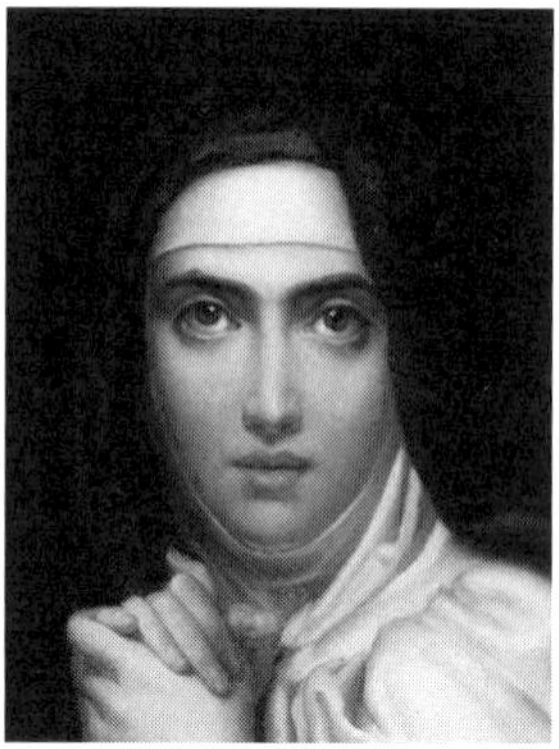

アビラのテレサ

のいう心情の働く場なのです。心情による感受は、ジェームズが神秘体験について「感情のようでも知識のようでもある」と表現し、パスカルが「心に沁み入ってくる」と記した説明困難な謙虚さを含んでいます。

人間の内にある霊は、第二に人間を超越に導く飛躍装置、ジャンプ台です。アウグスティヌスによると、聖なるものへの超越を目指す「内面性の命法」は、外から内へ、内から上へ、という異なる方向をもつ二段階の運動からなっています。第一の命法は「外へ出ていこうとするな、汝自身に帰れ」と表現されるように、感性にたよる外界の把握ではなく、理性による真理の探究を求めるものです。第二の命法は「もし汝の本性が可変的であることを見出すなら、汝自身を超越せよ」と告げ、直観知を用いて自己を超え、永遠の理念へと向かうものです。理性を超える上位機能の直観知が霊性に相当します。

一六世紀のスペイン高原アビラ出身のテレサ（一五一五―八二年）は、献身的な生活態度と心の中で沈黙して祈る念禱（黙想、観想）を重視してカルメル修道会を改革しました。魂の最内奥において神と出会い、一つに結ばれる経験を、次のように記しています。

> 恍惚の一つに、私が精神の飛翔と呼ぶものがあります。〔…〕人は、突然、霊魂になんともい

えない急激な動きを感じ、精神が、ものすごい速力で奪い去られるように思われて、激しい恐怖をおぼえます、〔…〕

〔…〕そこで一つの光を示されるのですが、それは地上の光とはあまりに違うので、たとえ、一生かかって努力しても、とても想像できないことでしょう。〔…〕これは知的ヴィジョンではなくて想像的ヴィジョンです。（イエズスの聖テレジア　一九六六）

アウグスティヌスの内面性の命法にテレサの神秘主義を重ね合わせると、自己を超越する神秘体験は三段階を経て生じることが分かります。第一段階は日常経験から離れて外界に向かっていた意識を内面に転向させる「離脱」、第二段階は自己を超越する運動である「脱自」、そして第三段階は、自己が上からの力で引き上げられる「拉致」です。拉致とは全存在をわしづかみされることで、自分の努力の及ばない他力の関与が含まれています。

第三章　愛の秩序

愛のほかに人間の時間と神の永遠とを
結びつける何があろうか。

キルケゴール

愛（英語：love、ドイツ語：Liebe、フランス語：amour）とは、対象に肯定的な関心をもち、非合理的なつながりを求めること、すなわち志向性を帯びた心情の運動現象です。愛は霊とともに人間学を構成する主要素で、精神病を知る上でも重要です。

愛には、人間同士の関係では親子愛、夫婦愛、兄弟愛、友愛、性愛、同性愛、師弟愛などが、また自分自身との関係では自己愛（ナルシシズム）があります。超越的なものと関係する信愛、神の愛、仏の慈悲など、人間以外の価値に向いて芸術愛、真理愛、祖国愛、郷土愛などがあり、サディズムとマゾヒズム、自己愛と利他愛、融合愛と独占愛、偏愛と博愛、自律愛と甘えなどの対比もあります。愛の逆感情は無関心ないし憎しみで、前者は愛の欠如態、後者は愛の裏返しともいえるでしょう。

愛を表現する古典ギリシア語にはストルゲ、エピスミア、エロス、フィリア、アガペーの五つがあります。このうち家族愛をあらわすストルゲと、欲望にあたるエピスミアは大きな役割を果たすことなく衰退し、エロス、フィリア、アガペーの三つがヨーロッパで愛の概念になりました。

1　エロスとフィリア

プラトンはエロス学説を樹立した人として知られています。『饗宴』に登場するエロス誕生の神話によると、エロスは策知の神ポロスを父、貧窮の女神ペニアを母として生まれました。エロスはこうした出自をもつので、知と無知の中間にあって、絶えず知と美を愛し求めずにはいられない存在とされています。エロスには水平方向への広がりと、垂直方向への上昇志向が内在しています。

水平方向のエロスは、パウサニアスと詩人アガトンなどで知られる少年愛としての同性愛です。プラトンの時代のギリシアでは、異性愛より少年愛が高貴であり、それも肉体より精神的関係のほうが価値が高いとされていました。その背景には、当時の婦人の地位が低かったこと、スパルタでの軍事強化目的のテント生活などがあります。少年愛には、美しい肉体、美しい魂、美しい知識の三段階があります。それは愛する者に美しい言葉で語りかけることで倫理、思想を育む言論活動を介して行われ、理性によって対象の全体を捉える普遍化へ、可滅的な個々の美から永遠不滅のイデアへと向かいます。少年愛には、国家に役立つ人物を育成する教育愛という側面もあり、恋愛の達人ソクラテス（前四七〇ころ―前三九九年）とは、この意味で用いられます。

エロスの垂直方向への上昇志向は、魂を内的に激しく動かして新たな領域を開くものです。プラトンは愛の飛翔を神から授けられた狂気（ギリシア語：マニア）として捉えました。その根拠はザグレウスの神話に置かれています。ゼウスの子ザグレウス（ディオニュソス）を殺して食べたために滅ぼされた巨人族ティタンの灰から造られた人間には、本来、神に反抗しつつ神のもとへ昇ろうとする不可能な熱望、狂気があるというのです。プラトンにとっては、低い段階から高い段階へ導くもの、肉体からこれを超えた魂の次元へ、地上の美や少年愛から神的生活へと飛躍させる原動力もまたエロスなのです。

アリストテレスは、友愛、親愛、夫婦愛として人間同士の間に相互交流（ギリシア語：コイノイア）をもたらすフィリアを重視しました。人間同士が対等に向き合い、相手の人となり（ギリシア語：エートス）を認め、自分を離れて相手の人格形成を願う愛がフィリアです。こうした思想の背景には、時代がヘレニズムに入って婦人の地位が向上したこと、アリストテレス自身がプラトンのように独身を貫かず二回妻帯したことも関連しているでしょう。アリストテレスはさらに、フィリアのもつ共同的な交わりを国家哲学へと発展させました。

2　アガペー

キリスト教では、霊と愛は分かちがたく結びついています。キリスト教は愛の宗教であり、その中核に神の愛アガペーが置かれています。古典ギリシア語の動詞アガパオーには「むしろ好む」程度の曖昧な意味しかなく、そこから派生したアガペーもキリスト教以前には稀にしか用いられませんでした。しかし、旧約聖書の七十人訳（セプトゥアギンタ）が、ヘブライ語で相互愛を表すアヘブと、他人の幸福を願うヘセドにアガペーを当てたのです。アガペーとは価値あるものへの愛でも、それを所有したい願望でもなく、価値の有無にかかわらず神から授けられる無償の愛、自己犠牲を伴う愛で、新約聖書、とりわけヨハネ文書とパウロ書簡で強調されています。神の愛アガペーは、貧しい人の貧困、罪人《つみびと》の罪、私たちの無価値を許容するのではなく、それらの背後にあるものが救済され、新たな価値が創造されることを示しています。このことは、この世に存在する富裕と貧困、健康と病気、生と死という対立を超えた次元の価値を開くものです。

新約聖書にアガペーは一一六回出てきます。そのおよそ半数がパウロ書簡に登場し、有名な愛の賛歌では次のように記されています。

たとえ、預言する賜物を持ち、あらゆる神秘とあらゆる知識に通じていようとも、たとえ、山を動かすほどの完全な信仰を持っていようとも、愛がなければ、無に等しい。／〔愛は〕すべてを忍び、すべてを信じ、すべてを望み、すべてに耐える。（『コリントの信徒への手紙　一』一三・二、七）

「すべてを忍ぶ」には古典ギリシア語のステゲインが使われています。これは建物に屋根をかける、すっぽり包み込んで、降りそそぐものから内部を守る、という意味です。「すべてに耐える」のヒュポメネインは、その人の意志に反して起こった労苦に耐えること、好ましくない条件下で生きる植物などに用いられ、英語に相当する語はありませんが、今日のレジリアンスの概念に近いものです。レジリアンス（フランス語：résilience）とは、もとは弾力、反発力を指す物理学用語でしたが、一九七〇年代から逆境を克服して成長した子供、八〇年代からは精神医学で病気への抵抗性、耐久力、防御因子の意味になりました。強靱、腰の強さという経済用語としても用いられています。ヒュポメネインは、新約聖書には希望、信仰、喜び、永遠の命などと結びついて名詞形で三〇回、動詞形で一五回登場し、降りかかる災難を仕方がないと諦める、嵐が過ぎ去るのを何もしないで待つのではなく、希望をもって待つこと、夜明けを信じて耐えることを指しています。私たちは未来に目標があり、栄光に導かれることを信じるからこそ、いまの苦難に耐える勇気をもつのです。

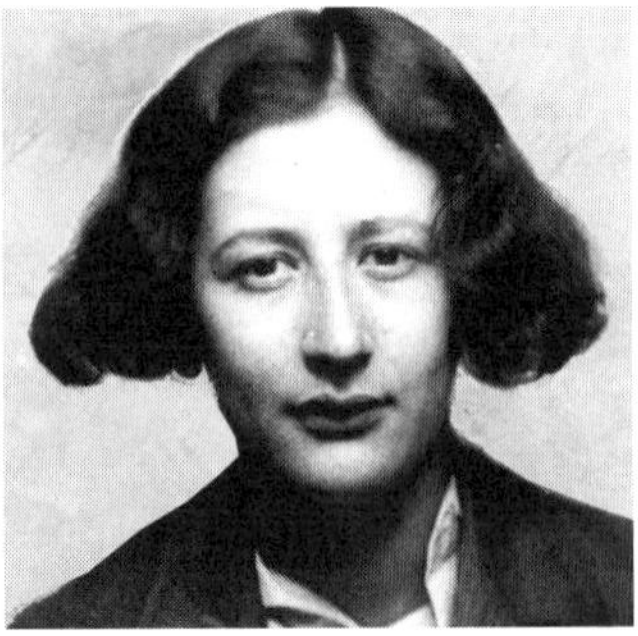
ヴェイユ

ヒュポメネインは二〇世紀フランスの女性思想家シモーヌ・ヴェイユ（一九〇九―四三年）が生涯の希望として心に抱き続けていた言葉で、代表作『神を待ちのぞむ』（一九四二年執筆）の題名もこれに由来しています（ヴェイユ 一九六七）。ヴェイユはリセ（高等学校）の哲学教師から工場の女工となって働き、第二次大戦中はカトリックに傾斜してレジスタンスの闘士になりましたが、終戦直前に三四歳の短い生涯を閉じました。信徒にはなりませんでしたが、その思想は信徒以上にキリスト教的です。

3　愛の秩序の形成

このように人間関係のすべてを満たす愛の表現は多様ですが、そこに一定の秩序を見出すことが可能です。秩序とは関係性の成立、すなわちそれぞれがあるべき位置にあって意味をもつことであるのに対して、無秩序とは関係性が消滅して意味をもたない混沌です。愛の秩序（ラテン語：ordo amoris）の成立、解体、そして再構築は、霊とともにヨーロッパ思想と人間学全般を貫いています。

古代末期から中世にかけて、プラトン主義のギリシア哲学とキリスト教思想が相互補完的に受容され、そのなかでエロスとアガペーの融合統一がなされていきました。ここに登場するアウグスティヌスが、初めて愛の概念に一定の秩序を築きます。ラテン語で愛は一般にアモルといいますが、彼は世俗的な愛をクピディタス、世俗的関心を離れて神へ向かう愛をカリタスと呼び、二つの愛を対立させたのです。

第一に、愛の本質は外の対象ではなく、主体の関わりかたのほうに求められます。対象はプラトンのいうようにイデアの劣化でも、ストア派の主張するように否定すべきものでもありません。アウグスティヌスは、悪や罪は肉体、金銭、本性にあるのではなく、本来あるべき秩序が転倒して使用を誤ったと考えました。第二に、こうした主体の関わりかたに神と聖霊の働きを認めています。愛は上昇と下降の運動ですが、人間は高慢や自己愛に支配されているために自力で神に向かうことができません。神の恩恵、すなわち他力によって愛が注がれ、それを信仰によって享受することで、クピディタスからカリタスへの転換が生じるとされています。この方向転換が回心（ギリシア語：メタノイア）です。

騎士道愛は、南フランスの吟遊詩人の恋愛詩をもとに、一二世紀ころから出現した宮廷貴婦人への献身愛です。政略結婚が通常だった封建社会において、世襲をはずれた多くの騎士たちは『アーサー王と円卓の騎士』、『トリスタンとイゾルデ』などの物語のなかで、結婚という取り決めの枠外に、雅《みやび》で至純、秘めごとと憧れに満ちた愛を育みました。いわばキリスト教の神の位置を貴婦人が占めつつ自己犠牲と忍耐を伴う人間同士の愛のことで、後のヨーロッパにおける愛の基本型になり、婦人を大切に扱う習慣をもたらしました。

ロマン主義的な愛は、中世の騎士道的な献身愛に、自我の苦悩、内省傾向をもとにした夢想的な要素が加わったもので、広く一三〜一九世紀にわたる多くの文学作品に登場します。ダンテ・アリギエーリ（一二六五―一三二一年）の『神曲』では、神学的な構成のなかに地獄・煉獄・天国に対応する愛の秩序が描かれ、内面の苦悩が夭折した恋人ベアトリーチェに導かれて救済されます。フランチェスコ・ペトラルカ（一三〇四―七四年）が恋人ラウラへの心情を歌った『カンツォニエーレ』は、憂愁と厭世感が濃く、より近代的です。ヨハン・ヴォルフガング・フォン・ゲーテ（一七四九―一八三二年）の『ファウスト』（第一部：一八〇八年、第二部：一八三二年）では、恋人グレートヒェンが死の贖罪によってファウストを救済します。

4　自己愛と隣人愛

アウグスティヌスは自己愛（ラテン語：amor sui）に三つを区別しました。すべての生物は自分を愛する本性的な傾向をもっています。それは人間と動物に共通する自己保存の本能のことで、善でも悪でもない本性的自己愛です。この自己愛が秩序を保ち、神を愛している場合は真の自己愛ですが、秩序が転倒して神に背く場合には、自己中心的で人間を破滅させる罪の自己愛に転落するというのです。自己愛の方向を変えるのも神の恩恵によるのですが、アウグスティヌスは神への愛を優先する真の自己愛から隣人愛が生じると見ています。神のもとで自分と同格の隣人を愛する隣人愛とは、自分が神を愛しているのと同じように隣人が神を愛することができるように援助することなのです。こうした隣人愛の思想は、ハイデガーの顧慮（ドイツ語：Fürsorge）、ヤスパースの愛しながらの闘争（liebender Kampf）に通じるもので、愛を客体ではなく主体のうちに確立する転換は、近代を先取りしています。

一二世紀を代表する思想家であるシトー会のクレルヴォーのベルナール（一〇九〇ころ—一一五三年）は著書『神を愛することについて』の中で、愛の本質を自己から離れて他者に向かう献身に置きました。人間が肉的存在から霊的存在へ発展する過程に愛の四段階を区別しています。第一段階は自分自身を愛する自己愛、第二段階は自己のために神を愛する貪欲の愛、第三段階は神のために神を愛する友情の愛、そして第四段階で人は自己から脱却して神と神秘的に一つに結ばれ、ただ神のためにのみ自己を愛すると述べています。このベルナールの立場は、利己的な自己愛を断ち切って神への愛に向かう神秘主義といえるでしょう。

トマス・アクィナスは、アリストテレスのフィリア観に基づいて愛の本質を友愛と見て、神の愛が聖霊によって人の心に注がれると、意志の働きを介して心の習性となり、救済に向かう愛徳（ラテン語：caritas）が生じると考えました。彼の立場は、人間の意志を認めるものの、愛の根源を神に置き、自己愛から神への愛の一致を目指す運動と見ている点で、その秩序はまだ主体より客体に置かれています。

ドゥンス・スコトゥスは、人間の意志や自由をトマスより重視し、「意志は目的に向かって必然的に行為するのではなく、自ら自由に運動する」と説きました。神には絶対的権能があるので、人間の習性によって形成された愛徳が救済に役立つとしたトマス・アクィナスを批判し、神への愛と自己愛の根源は同じであり、神からの恩恵なしに起こりうる可能性を示したことで、初めて主体的な自律愛に言及しました。

オッカムは、ギリシア哲学とキリスト教神学の融合を解体し、ドゥンス・スコトゥスの実在論を批判して唯名論を復活させました。神は被造物による二次的原因を必要とせず、自らの意志で秩序を守り、救済の契約を果たします。これに対して人間のなすべきは、神の意志を信頼して善を行うことにあるとしています。すなわち、神の救済意志に人が自由意志で応答する新しい関係の始まりであり、愛の階層的秩序は崩壊し、主体間の自由で人格的な関係に移行しはじめるのです。

エックハルトは、愛の本質と発露を区別し、前者を神との合一に、後者を隣人愛に置いています。神と合一するためには、スコラ哲学とは反対に自己愛を捨てて自己を無にしなければならず、隣人愛も自分に役立つ人を愛するのではなく、すべての人に同等になされるべきです。従って修道の過程で得られる自己陶酔も、家族や友人への愛も不完全なものだと述べています。この自己否定の思想はルターにつながるものでした。

5　愛の秩序の解体

ルターは神秘主義の影響を受け、自己愛を肯定するスコラ神学と対決して自然的能力による愛を否定し、信仰義認論の立場からアウグスティヌスによる愛の秩序をも批判しました。ルターは愛と信仰を区別して、愛が信仰を形成するのではなく、信仰の創造的な成果として愛が生じると考えます。キリスト者は信仰によって神の愛を受け、それを愛によって隣人に伝えます。この隣人愛は、対象の価値によって誘発されるのではなく、自分を求めずまっすぐ隣人に向き合う行為の基盤になるといいます。一五二〇年の『キリスト者の自由』には次のような記載があります。

　キリスト教的な人間は自分自身において生きるのではなく、キリストと彼の隣人とにおいて、つまりキリストにおいては信仰を通して、隣人においては愛を通して生きる。（金子 二〇一三）

ルターの愛は、上昇する愛ではなく下降する愛です。神に向かっては愛ではなく信仰を説き、愛はもっぱら現世の隣人に向けられています。愛の存在論的な秩序は解体され、愛は人倫の諸秩序として、人間関係のなかに置かれることになりました。自己愛を排除したルターの思想は、倫理から幸福的な動機を拒絶したカントの思想に通じています。

自然主義とは愛を自然本能に還元する立場のことです。それは、プラトンの理想主義に対立するエピクロス派、愛を社会的本能とみるチャールズ・ダーウィン（一八〇九―八二年）の進化論、性衝動が抑制されて部分衝動に分裂したとするルートヴィヒ・アンドレアス・フォイエルバッハ（一八〇四―七二年）、共歓共苦と同一視するアントニイ・アシュレイ・クーパー・アール・オブ・シャフツベリ（一六七一―一七一三年）やジョン・ステュアート・ミル（一八〇六―七三年）の同情倫理学、愛のロマン主義的要素を棄却して潮の干満に喩えるデイヴィッド・ハーバート・ロレンス（一八八五―一九三〇年）の自然主義文学などに見られます。自然主義において愛の秩序は成立しません。

フロイトは、愛を性衝動に還元する機械的なリビド説を唱えました。性的エネルギーであるリビドは発達に応じて成熟し、各々の発達段階に特有な目標と対象をもちます。幼児期から対象を求めて部分から全体へ、内から外へ、自己から他者へと発達しますが、その段階が自体愛、自己愛、対象愛になります。一九一二年に発表された『愛情生活の心理学』の表現に見られるように、フロイトは愛という言葉に性愛以上の意味を置いていません。ここでも愛の秩序は消滅しています。

ティリッヒは存在論の立場から、引き離されたものを再統合しようとする衝動として愛を解釈しています。本来、一体であるはずなのに引き離されているものとして、神と人間の関係、人間同士の関係があります。神の被造物である人間は、有限で自由をもつために身勝手で不安になり、あるべき姿が見えず、望まれた善をなすことができません。これが罪であり、実存的疎外だとされています。人間はまた自己収斂性（英語：self-centeredness）をもち、分割できない人格としての個を形成するために他者からも引き裂かれている存在です。再統合とは実存的疎外の克服であり、孤立することも相手と同一化することもなく、人格同士が出会う人間本来のありかたに帰還することを指します。ティリッヒによると、愛・力・正義の三つは一体です。愛と力は「分離と再統合」あるいは「無をその中に含む存在」として同じ基本形式をもっています。愛はその中に含む愛に反するもの、無を滅ぼすことによって、それを救い完成させる強制力でもあるのです。愛がそのわざを成し遂げる、再統合にふさわしい形式が正義です。正義とは、聴く、与える、赦すという三つの機能をそなえた創造的正義のことで、人格同士が出会う場において、相手を理解しようと聴く愛、自己犠牲を含んで与える愛、正しくないことを正しいとして受け容れる義認と和解に至る赦す愛によって、再統合が完成するとしています。愛のもつ感情的側面は、再統合への予感、再統合のもたらす幸福感が想像的に感得されたものであるとして、自己愛を認めず、アガペーは人間の愛の曖昧さを克服し、霊の力

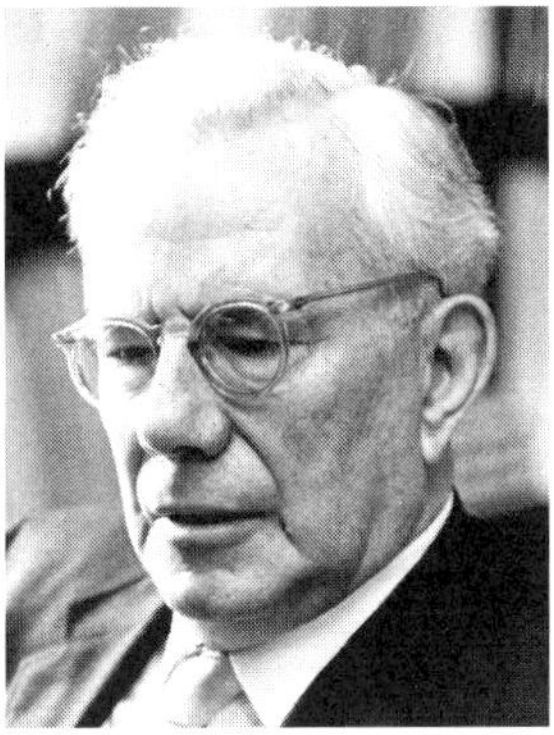
ティリッヒ

は人間の力の曖昧さを克服し、恩恵はこの世の正義の曖昧さを克服すると述べています（ティリッヒ一九七八a）。

バルトは、すべての愛の根拠を神の愛に置き、愛を人間の本性、生得的なものとして捉える伝統的な愛の秩序を批判的に超克しようとしました。愛とは神から人間に与えられた贈与であり、神の主権的な選びにほかならず、愛された者が自ら愛する者へと変えられる創造的な力だとされます。神への愛は神からの賜物に対する応答的行為です。すなわち、愛する者でなかった自分が愛する者になろうとすること、神の命令に服従して自分の未来を選ぶことです。こうして神を愛することは、神を人間の存在根拠として発見することであり、また、人間一人の力では及びえない不可能を可能にした神への感謝になります。この世に生きる人間は、神への愛を隣人愛として表現します。隣人愛は、この世にあって神からの愛によって許された人間の未来を確認すること、応答としての神を賛美すること、神の愛の証言になるとバルトは述べています。

6　愛の秩序の再構築

愛の秩序はキリスト教の中に再建されます。パスカルは、信仰と愛を心情の働きと見て、ある目的に向かって矛盾対立する要素を整合させました。全人間的に熱く傾倒する心情に特有な法則性すなわち心情の秩序を見出し、愛もこの秩序に従うとしています。パスカルは人間存在に、身体（フランス語：corps）・精神（esprit）・慈愛（charité）という三つの秩序を想定しました（三木 一九八〇）。これらは不連続な関係にあり、身体を加算しても精神を増加させることはできず、精神をいくら重ねても愛を起動させることはできません。各々は別の秩序で動くのです。

身体から精神への無限の距離は、精神から慈愛への、無限倍にも無限の距離を象徴している。なぜなら慈愛は超自然であるから。〔…〕神の知恵でなければ無に等しい知恵の偉大さは、肉の人々にも精神の人々にも見えない。これらは類を異にする三つの秩序である。（L三〇八、B七九三）（パスカル 二〇一五―一六。一部改訳）

慈愛とは、人間の中にあって、しかも人間から無限の距離を隔てた愛なので、霊的な愛あるいはアガペーを想定しているものと考えられます。パスカルによると、心の最内奥にあって心情の秩序に従って動く愛とは、ある目的に向かう傾倒性であり、理性や感性が分離する以前の全人間的な運動です。すなわち論理的な整合性や因果性ではなく、目的のために矛盾対立するものを組み入れ、すべてを機能的に秩序立てる火であり熱でもあるような目的論的整合性なのです。人間の目的を幸福に置いていますが、人間は自己愛を求め、自己に執着する自己中心的な生き方に陥っています。それゆえ、神を目標にたてることで秩序を組み替える必要があり、共同体全体の愛を実現するには、我意を棄てて自己否定を貫くべきだと述べています。パスカルはこのように、愛を身体や理性とはまったく異なる心情の領域に位置づけ、因果応報ではなく目的から導かれる全人間的な運動と見なしました。パスカルの三つの秩序は、霊・魂・体の人間学的三区分に愛の秩序を組み入れた独特なものといえるでしょう。彼の思想はアリストテレスの目的と手段、アウグスティヌスの享受と使用に似たところがありますが、ルターの思想に接近し、より主体・実存的であり、シェーラーによる愛の秩序への準備になりました。

シェーラーは、愛を思考や意志に先行する人間の本質とみており、アウグスティヌスとパスカルによる愛の秩序を、現象学の方法を用いて発展させ再構築しました。

人間は知る存在あるいは意欲する存在である以前に、まず愛する存在〔ラテン語：ens amans〕である。（シェーラー 一九七八）

シェーラーの著作『愛の秩序』は、一九一五年ころに『人間における永遠なるもの』の後半部として構想されたようですが、未完のまま死後に遺稿として出版されました。愛は人間学思想全体の中核を占めるもので、ほかに『愛と憎しみ』（一九一三年）、『愛と認識』（一九一五年）など彼の著作の中で広く展開されています。

シェーラーによると、愛は第一に、肯定的な心情です。すなわち、認識と価値に関わる感情であり、層をなす三段階の愛が区別されます。身体的生命層に働いて生命価値を実現する生気愛ないし情愛、心的自我の層に由来して文化価値を実現する個別自我の魂性愛、人格の霊精神層において霊的価値を生み出す人格の霊性愛です。

愛は第二に、高い価値に向かって超越する運動です。すなわち、対象がすでに所有している価値を探求するのではなく、対象の人格に「心を高くあげよ」（ラテン語：sursum corda）と働きかけ、さらに高い価値を生み出す運動現象なのです。ここでは対象の中に隠れていたより高い価値が、愛に応答する形できらめくように出現するといわれます。

愛とは、価値をになうあらゆる具体的・個別的対象が、その対象にとって、またその理想的使命にしたがってありうる最高の諸価値に向かう運動、あるいは、その対象にとって本来的である自己の理想的な価値存在に到達する運動である。（シェーラー 一九七七b）

愛はこのように、価値の層的秩序に関わる心情の運動現象です。愛をすべて欲動ないし衝動に還元するフロイトの精神分析、社会本能に起源を求めるダーウィンの進化論、コントらの実証主義、自然主義などは、いずれも愛のもつ超越性、価値性、人格性、応答性を認めない点が共通しています。

生気愛（ドイツ語：vitale Liebe）ないし情愛（Leidenschaftsliebe）はエロス、衝動と関連していま す。シェーラーによると、愛は衝動から産出されるのではなく、衝動が愛を触発し、価値の領域を選択することで活動を開始します。生気愛は性衝動から触発されますが、より高い価値の発見に向かい、人間の完成へと方向づけられる選択です。すなわち、単に種の繁殖や官能的快楽にとどまらない相互の融合感と一体感をもち、価値の再生産ではなく価値創造的な運動なのだといいます。

魂性愛（seelische Liebe）はフィリア、共同感情（Mitgefühl）あるいは同情（Sympathie）と関連しています。共同感情は古くから共歓（Mitfreude）、共苦（Mitleid）、すなわちドイツの諺に「分けられた苦しみは半減し、分けられた喜びは倍加する」とあるように、他者と共に喜び、悲しみを分かち合う心の働きのことです。動物にはなく、他者を理解して他者と共存する人間特有の心情です。共同感情はキリスト教共同体の特徴でもあります。人生のさまざまな場面で背負う重荷を、共に分かち合い、同情のなかで生きていく姿勢は、新約聖書のなかにしばしば登場します。ともに耐え忍ぶ、シュングカコパセーインというギリシア語がSympathieの語源だといわれています。

ミルやシャフツベリは愛を共同感情と同一視しましたが、愛は共同感情とも異なります。シェーラーによると、共同感情は高貴であるものの、あくまで人間の自然本性的な機能であるのに対して、愛は自己から出て他者に働きかけ、高い価値を相手のなかに生み出すような作用（Akt）なのです（シェーラー 一九七七b）。愛を欠くときに共同感情は消滅します。その逆はなく、同情しても愛せないことはあっても、愛しているのに同情できないことはありません。すなわち心的自我の層に生じる魂性愛は共同感情に方向性と生命力を与えるとしています。ヤスパースの感情移入（自己投入）による了解も一種の共同感情とされてきました。

最上位にある霊性愛（geistige Liebe）はアガペーと関連しています。シェーラーによると、キリスト教の出現によって認識と愛の関係は根本的に変化しました。低いものから高いものへ、悪から善へではなく、高いものから低いものへ、神から人間へと下降する愛の動向転換が生じ、その結果として愛は認識に優先することになって、自己救済が神の愛による救済に取って代わることになったのだといいます。愛は人を盲目にするのではなく、むしろ目を開かせます。愛の問いかけに応じて、世界は自己の本質を開示し、この自己開明、自己啓示によって世界は存在の意味と価値を実現するとシェーラーは見ています。この記載に触発されたと思われるフランクルは、愛を相手の経験の独自性と唯一性をそのまま自分も体験することと考え「愛は盲目にするものではなくて、むしろ視力を強めるものであり、価値を見せしめるものである」（フランクル 一九六一ａ）と述べています。

このように愛は人間同士において、動物と共有する自我ではなく、より高次元の人格に働く現象です。私たちは対象が偶然に所有している能力、美貌、資産などの特性ゆえに人を愛するのではなく、それらが属している人格との愛に踏み入ります。人格は対象化された特性の総和ではなく、対象化も認識もできないもので、その価値は愛の作用によって担われているのです。

愛は神と人間の間にも働く霊的現象でもあります。復活したイエスに最初に出会ったのは、先に墓に駆けつけた二人の直弟子ではなく、もと娼婦で世の中では疎外され周囲から蔑《さげす》まれていたマグダラのマリアでした。その場面は新約聖書で次のように記載されています。

マリアは墓の外に立って泣いていた。〔…〕後ろを振り向くと、イエスの立っておられるのが見えた。しかし、それがイエスだとは分からなかった。イエスは言われた。「婦人よ、なぜ泣いているのか。だれを捜しているのか。」マリアは、園丁だと思って言った。「あなたがあの方を運び去ったのでしたら、どこに置いたのか教えてください。わたしが、あの方を引き取ります。」イエスが、「マリア」と言われると、彼女は振り向いて、ヘブライ語で、「ラボニ」と言った。「先生」という意味である。(『ヨハネによる福音書』二〇・一一—一六)

このシーンは名場面の多い聖書の中でも、とりわけ心を震わせる名場面ではないでしょうか。名前を呼ぶ神の愛に応答してマリアは自己を開示し、遮《さえぎ》られていた目が開かれてイエスを霊的に認識することができたのです。ここに生じているのは同情、共同感情ではありません。イエスがマリアにアガペーを示すことによって、マリアは自己を開示する自由を得たのです。シェーラーはここに、神と人間の間に交わされる応答愛の高まりを見ました。

愛とは、霊・魂・体の階層的な秩序をもつ価値の創造です。水平方向ではこの世を生きる他者と自分の間に、垂直方向では世俗を超えて聖なるもの、神と自分の間に生じる霊的な運動現象ということになります。

第四章

心の病気とは何か

古典悲劇は四幕で繰り広げられる。

エー

一九八〇年ころまでは心の病気を、外来診療ができる程度の軽い神経症と、入院を必要とする重い精神病に分けていました。神経症（英語：neurosis）は一八世紀スコットランドの化学者・医師ウィリアム・カレン（一七一〇―九〇年）が造った語です。不安神経症、ノイローゼなどの名称は一般にも広く普及しましたが、近年は概念が曖昧なのであまり使われなくなりました。精神病の語はオーストリアの詩人・医師エルンスト・フライヘア・フォン・フォイヒテルスレーベン（一八〇六―四九年）が一八四五年に造りました。精神医学はヤスパースを継承しつつ、シェーラーには哲学を師事した二〇世紀ドイツの精神科医クルト・シュナイダー（一八八七―一九六七年）は、神経症（彼のいう異常体験反応）はどんなに重くても正常から量的にずれているだけなのに対して、精神病はどんなに軽くても正常との間に質的な断絶がある、と述べています。精神病は霊・魂・体の三層構造をもつ人間精神の全体的解体で、代表的な精神病は統合失調症です。

1　ジャクソン学説と新ジャクソン学説

イギリスの神経病医ジョン・ヒューリングス・ジャクソン（一八三五―一九一一年）は、ダーウィンの『種の起源』（一八五九年）やハーバート・スペンサー（一八二〇―一九〇三年）の『心理学原論』（一八五五年）をもとに、神経系の進化と解体（あるいは退行）からなる層理論を展開しました。

ジャクソンによると、神経系は反射的なものから自由度の高いものに移行する進化に応じて、上位の機能が下位の機能を統合する層構造をなしています。進化度の高い複雑な上位機能ほど壊れやすいので損傷はまず上層から起こり、上位機能が停止する脱落症状と、組織だった下位機能が上の支配を離れて出現する解放症状が生じます。

神経系の進化と解体の理論はジャクソン学説（英語：Jacksonism）と呼ばれています。フランスではさらに、これを心理学者テオデュール・アルマン・リボ（一八三九—一九一六年）らが心理学や精神医学に取り入れて新ジャクソン学説（フランス語：néo-Jacksonisme）へと発展させました。その最も成功した例は、精神科医アンリ・エー（一九〇〇—七七年）が一九三〇年代に提唱した器質力動説（フランス語：organodynamisme）です。エーによると、精神機能も同じく層をなしており、下層部は神経装置によって空間的に表現されるのに対して、上層部では解剖学構造と結び付かないエネルギー体系が時間的に展開しています。病的状態とは機能の解体運動を表現しており、まず器質的な原因を直接反映する脱落症状が生じ、直後ではなく少し時間をおいてから健全な部分が反応して、これを再建、再統合しようとする力動的な生産症状が現れます（エー 一九七九）。

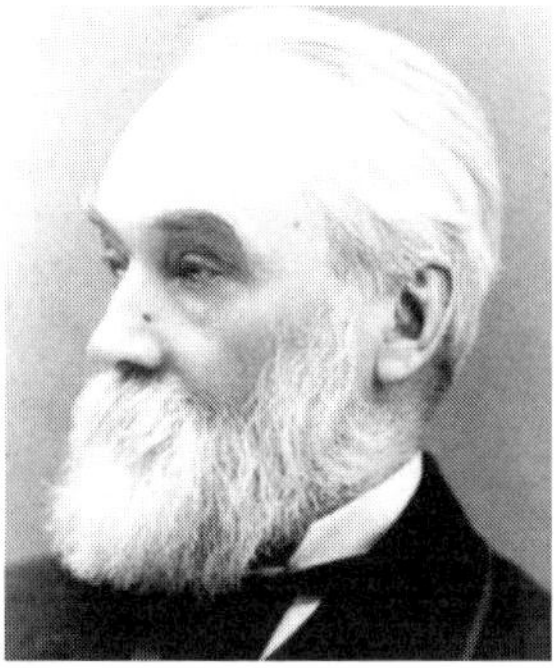

ヒューリングス・ジャクソン

この考え方は、一九一一年に統合失調症概念を提唱したスイスのオイゲン・ブロイラー（一八五七—一九三九年）による症

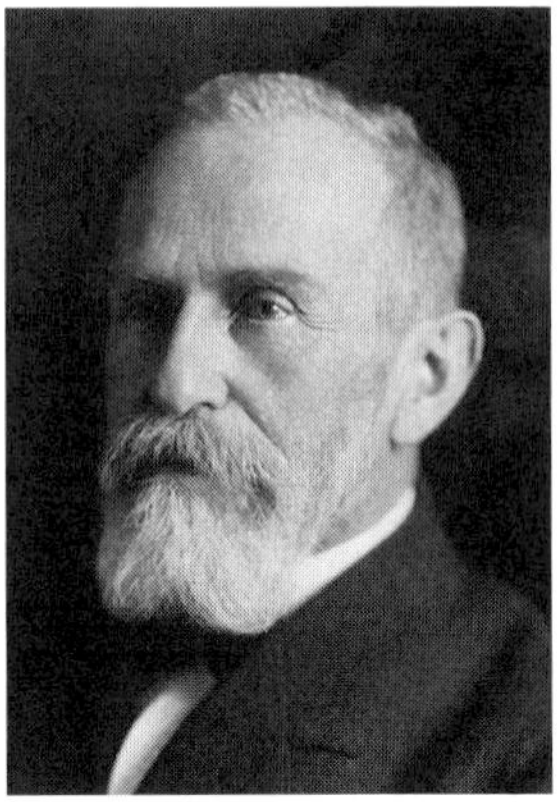

ブロイラー

状形成論によく似ています。彼は病因から直接生じた統合失調症の一次症状は思考にまとまりを欠く連合障害のみで、幻覚や妄想など他のすべては患者さんの心理反応による二次症状だと考えました。一次症状が脱落症状に、二次症状が生産症状に相当します。

エーはまた、精神病と神経病の区別を解体の広がりに求めました。神経病は解体が局所・部分的であるのに対して、精神病のそれは均一・全体的であるとしています。人間の精神活動は、感覚・運動の反射や、さまざまな道具的機能から成り立っていますが、これらを統合している上位の人格を必要とします。神経病はどんなに重くても、局在する部分的な機能の脱落症状に解放された機能を加算する大脳局在論で説明できます。しかし精神病は、すべてを統合している人格の解体なので、どんなに軽くても全体論にならざるをえません。こうしてエーは、自らの器質力動説あるいは新ジャクソン学説によって物と心、生物学と心理学、自然と文化の二元論を解消できると考えたのです。

エーによると、臨床に見られるさまざまな病態は個々の独立した病気ではなく、異なる原因から生じた連続する解体レベルを示しているにすぎません。この考えを押し進めると、やがてロマン主義精神医学やクレランボーの精神自動症のように、疾患分類を否定する立場に行き着くことになります。

意識野の病態 急性精神病	人格の病態 慢性精神病
躁うつ病発作	異常人格（精神不均衡者）、神経症
急性幻覚妄想状態	慢性妄想病、統合失調症
錯乱・夢幻精神病	認知症

意識野と人格の病態

そこで彼はフランス精神医学の伝統の上で、表のように意識野の解体による急性精神病と、人格の解体による慢性精神病を区別しました。

エーの提唱した器質力動説は、侵襲と修復、脱落症状と生産症状をもとにした二〇世紀を代表する卓抜な心身層理論です。しかし病初期の微細な感情変化には言及されず、下層にある身体の損傷が先行して上層の精神が脱落する機序も十分には説明されていません。その理由はおそらく、動物の進化論を基盤におく神経系の層理論をそのまま人間精神に当てはめたためでしょう。したがって霊精神層や愛の秩序は考慮されず、世俗化した精神医学のレベルにとどまったため、人間存在の理解にも心身二元論の克服にも課題を残すことになりました。

2　侵襲学説

病気はベルナールのいう内部環境、キャノンが述べた恒常性への脅威です。侵襲学（フランス語：agressologie）とは、常に危うい状況に置かれている生体が外から受けた侵襲に対して示す機能の亢進と低下からなる複雑な反応を研究する学問です。自律神経領域ではフランスの病理学者ジェームズ・レイリー（一八八八―一九七六年）が一九三四年に提唱した過剰刺激症候群が、内分泌領域ではオーストリア出身でカナダの内分泌学者ハンス・セリエ（一九〇七―八二年）が一九三六年に発表した汎適応症候群がよく知られています。

レイリーは一九三〇年代の初めに、実験室で腸チフスの動物モデルに取り組んでいました。しかし、ウサギやラットの腸に直接菌を入れると敗血症になってしまい、どうしてもヒトの腸チフス病変を作り出せませんでした。ところが、通常なら病気にならないごく少量の菌を小腸のリンパ節と周辺の腹腔神経節に入れたところ、予想に反して小腸と全身臓器の出血すなわち紛れもない腸チフス病変が出現することを見出したのです。さらに実験を繰り返すうちにレイリーは、この現象は細菌そのものが引き起こすのではなく、自律神経の過剰興奮による非特異的な血管運動変化ではないかと考えました。彼の得た結論は次のようなものです。「生体の末梢であれ中枢であれ、自律神経のどこかに強烈な、あるいは弱くても持続的な過剰刺激が加わると、刺激が菌でも油でも単なる結紮でも、その種類に関係なく病的な自律神経反射が生じ、刺激された部位のみでなく全身性に、非特異的な血管運動性の病変が形成される」。これが過剰刺激症候群あるいはレイリー現象と呼ばれるものです。レイリー現象に代表される侵襲学は、本質的に全体論であることがお分かりになるでしょう。原因を直接反映する症状のほかに、本来なら病気を起こさないはずの弱い持続的な刺激に対して生体が過剰反応して新しい病気を作り出してしまう現象は、先に述べた脱落・生産症状を思わせます。

次に、フランスの外科医アンリ・ラボリ（一九一四―九五年）が考える侵襲後の生体反応を見ることにしましょう。彼は第二次大戦で軍艦や海軍病院の軍医として働いている時に不思議な現象に気づきました。受けた外傷だけでは死なないはずの兵士たちが、四～五日後に不明のショック状態を起こして次々に死んでしまったのです。この謎を解くためにラボリは次のように考えました。外から侵襲が加わった直後の生体は、即時ショックと呼ばれる一時的な不均衡状態に陥って死亡することもあります。しかし、これが強すぎず死に至らなければ、生体は恒常性を保つために自律神経・内分泌系の反応を起こします。まず交感神経性の異化反応、すなわちアドレナリンやグルコ・コルチコイドなどを放出し、血糖を上昇させ血管を収縮させて、闘争あるいは逃避に必要なエネルギーを供給する働きが起きます。やがて異化反応を修正するために、生体は副交感神経性の同化反応を起こします。すなわちアセチルコリン、ミネラル・コルチコイド、アンドロゲンなどを放出し、蛋白質を臓器に貯蔵して、エネルギーを温存する働きをします。こうした相反する反応は、振り子が振動を描くように揺れながら、徐々に均衡を保つようになるのです。これをラボリは、侵襲後振動反応（フランス語：réaction oscillante post-aggressive）と呼びました。

侵襲四～五日後に生じるショック状態は、侵襲後振動反応の不調和とくに交感神経性の異化反応の過剰によるものです。ラボリによると、この代償反応が強すぎるとほかの臓器に負担をかけ、それらの機能を犠牲にして、生命を維持するどころか、新しいショック状態を引き起こしてしまいます。侵襲を受けた生体が、健康になろうと過剰反応して自分から病気を作り出してしまうところは、脱落・

生産症状を連想させます。これは今日の自己免疫反応、サイトカイン・ストームなどの先駆的概念です。ラボリのユニークなところは、こうした生体反応の目的が、肝心の生命を守るのではなく内部環境の維持のほうにある、いわば木を見て森を見ていないと看破した点にあります。ラボリは次のように述べています。

私は、病気とは一つの不調和性振動反応であると思う。この過程では異化と同化、二つの現象間にあるべき均衡状態が破壊されている。しかし、このことにより私たちは、病気を生体の構成問題として考えるに至るのである。あえて次のような矛盾を口にしてみよう。〈健常であろうとする生体のほうが病気である〉。あるいは少なくとも、環境に対する自己の自律性を保有しようとする生体こそが病気なのである。(ラボリ 一九五六)

ラボリの考えでは、生体反応は機械的ではなく、ある目的に向かって動く目的追求性が含まれています。こうした目的論、生気論的な論調はジャクソン学説には見られないものでした。生気論の流れを汲む新ジャクソン学説や侵襲学説の立場は、ダーウィンよりむしろフランスの進化論者ジャン＝バティスト・ラマルク(一七四四―一八二九年)に近いとも言えるでしょう。

3　霊的精神力動論

霊的精神力動論（フランス語：psychodynamisme spirituel）あるいは新エー学説（フランス語：néo-Eyisme）は、ロマン主義精神医学と新ジャクソン学説を統合発展させ、人間学的三元論によって心身二元論を乗り越えようとする侵襲学的・脱世俗化精神医学です。これが私の考える第三の精神医学です。

精神病とは三層構造をなしている人間精神の全体的解体のことです。おそらく非特異的な侵襲が加わると、最初に上層が損傷して脱落症状を生じ、次にこれを下層が修復しようとする生産症状が現れます。したがって精神病とは病勢の進行と停止、破壊と修復の時間・階層的表現であり、精神症状とは各段階における脱落症状と生産症状の混在なのです。

最初の脱落症状は、霊精神層が損傷したために生じる心身の統合不全、秩序の破綻で、これが精神病の本質、基本障害です。患者さんは、聖なるもの、無制約的なもの、永遠を志向し、高みに向かって自己を超越することができなくなります。すると時間・空間のなかで視点を自在に変えられなくなり、自分の立つべき位置を見失います。生産症状には二種類あります。一つは下層の露呈ないし過活動で、これはジャクソン学説で説明することができます。もう一つは解体による主体の不安を軽減し、より低いレベルで魂精神層の安定を目指す心理・力動的なもので、これの説明には志向過剰、価値の転倒などの自助努力を含む新ジャクソン学説が有用です。

さらに体精神層には、生体の恒常性（ホメオスタシス）を保ち内部環境の安定を目指す機械的な生物反応、すなわち自律神経反射、免疫反応、ドパミンなどの神経伝達物質の動員が加わります。こうした作業を繰り返し、長期間続けるうちに生体は徐々に疲弊し、心身のエネルギーは消耗し、感情は鈍化していきます。ここでは精神病の経過を四つの層的な病期に区切り、それぞれの段階に急性相と慢性相を分けて互いの関連を見ていくことにしましょう。急性相では脱落症状が不連続な病相を形成しており、一方の慢性相では主に生産症状が病像を支配しています。

異常人格期

ドイツの精神科医シュナイダーは、「精神病はまず人格に症状が出現する」と述べました。精神病の最初期は異常人格です。異常人格というと、おかしな性癖をもつ犯罪者、世をすねた変わり者と思われがちですが、そうではありません。魂精神層の意識と人格に表現される、病気には見えないほど軽い症状のことで、急性相は無力性気分変調症、慢性相はパーソナリティ症です。

無力性気分変調症の主な脱落症状は、多くは一〇歳台後半の青年期、早ければ七歳ころから繰り返す急な気分の落ち込みです。落ち込んでくると、自分が不確かになり、めげてくじけやすく、自信を失い、何をしても失敗しそうな不安で未来の展望が開かれず、生きることが苦しくなります。数日して気分が浮上すると、何事もなかったかのように元に戻りますが、また落ち込みがやってきます。落ち込む理由も回復する理由もはっきりしないので、この時期に精神科医を受診することはなく、生まれつきの性格ではないか、生きる資格がないのではないか、と自分を責める人が少なくありません。気分の落ち込みは、初めは数ヵ月に一回だったのが、毎月になり、月二〜三回と頻度が増え、やがて落ち込んだまま浮上しない慢性うつ状態になります。

ほかの脱落症状には離《り》人《じん》とアンヘドニアがあります。離人（英語：depersonalization）とは、見る、考えるという体験に、確かに自分がやっているという実感、手応えを失う現象です。身体の感覚、空腹・満腹感がなく、自分がいま何をしたいのかが分かりません。外の景色も舞台装置を見ているようで、実在感が希薄になります。アンヘドニア[1]（英語：anhedonia）とは、喜びも悲しみも心に響かない空虚感のことです。患者さんは、「生きる意味が分からない」、「すべてが虚しい」、「何かが失われて自分に価値がなくなった」、「もう気高い生き方はできない」といった虚しさを自覚し、さらにしばしば「誰にも分かってもらえなかった」、「どこにも心休まる場所がなかった」などと訴えます。

無力性気分変調症の生産症状は自動症《じどうしょう》です。自動症（フランス語：automatisme）とは、一人でぼんやりしている時、寝床について眠る前などに、とりとめのない考え、過去の場面、以前よく聞いたメロディなどが勝手に脳裏に浮かんできて、それにとらわれ、現実から離れてのめり込んでしまうことです。クレランボーの精神自動症は、これらの初期症状をもとに提唱されました。自動症は自我のコントロールが緩んだために、下層にある思考、記憶などがまとまりなく意識の表層に現れる症状で、ジャクソン学説で説明できます。

慢性相の代表的な類型は、境界性パーソナリティ症（ボーダーライン（英語：borderline））です。患者さんは、未来に向けて肯定的な自己像を描けず、価値のない自分を責めて、生きる意味を見失います。世間から自分がどう見られるかばかり気になり、他人と比較して自分は劣っている、周囲に迷惑をかけている、やっかい者だとの負い目から、家族や社会に見捨てられるという空想的な被害感を抱くのです。

パーソナリティ症の脱落症状は感情コントロールの不全です。患者さんは些細なことに「虐待された」、「パワハラをされた」などと過剰に反応して高揚し、怒り、周囲に当たり散らします。あくまで自分は正しく相手が悪いと、すねて、つっけんどんになり、あてつけで過食や自傷をすることもあります。生産症状として、患者さんは過剰な自己保身、性的放縦、浪費、家族への過干渉、逸脱した利他行為などに走ります。不安を解消し安住できる場所を求めて、昼夜を問わず忙しくたち働いたり、バランスを欠いた肉体改造をしたり、「自分探しの旅」と称して世界の僻地を放浪したり、海外や離島に移住したりすることもあります。すべてに自信がなく実感に乏しいので、目に見える世俗的な価値を追い求めます。患者さんは猛勉強してクラスの成績順位を上げ、難関の資格試験に挑戦し、誰もが知っている流行のブランド品を身に着け、社会的地位、記念日の写真、プレゼントの値段などにこだわります。境界性パーソナリティ症と診断された一九歳の女性をご覧ください。

生来明るく元気な子だったのに、一四歳ころから人前で緊張しやすくなり、理由なく急に数日間気分が落ち込むようになった。すべてが虚しく、生きていることそのものが辛くなる。父が死んだらどうしよう、急に怒られたらどうしよう、など先の悲観的なことばかり考えて明るい未来が開かれない。電車に乗ったとたんに降りることを、映画を見始めるとすぐエンディングを考えてしまう。空白な未来が不安で、「いま・ここ」を確かめようと予定や約束をたくさん入れ、疲れるのもかまわず毎日のように外出する。ほかの人が気楽に生活している様子が、まるで別世界の出来事のように不思議でたまらず、おどおどして自信がなく、価値のない自分を責める。一五歳時、読書のストーリーは分かるのに、作者の意図がうまくつかめず、音楽を聴いても、音が体内を通り過ぎるだけで共感することができない。一六歳時、一人でいると、とりとめなく考えが湧いてくる。聴きなれたCMソングがよみがえり、過去の思い出などがイメージで出てくることもあり、ついとらわれて長時間ふけってしまう。一七歳時、周囲から圧倒され、すべてが受け身にまわる。人目が気になり、非難されているように感じる。誰もがもっている当たり前のものを自分はもちそこなっている。ものごとを知らず幼稚で、そばを通るだけで他人に不快を与えている。人間として生きている意味がない。世間から見捨てられる。「人生の負け組」になってしまった。一八歳時、全身がだるく集中力が低下し、進学を断念して部屋に閉じこもりがちになる。近況を知らせる友人からの年賀状を見るのが怖い。彼らの大学入学、就職など新しい活動を知ると、自分一人が取り残されているように感じて焦る。自分の考えにこだわり、我を通そうとして家族をふりまわす。親の愛情が実感として感じられず、とくに「早く進路を決めるように」、「世間の常識では」という話題になると、「自分を分かってくれない」と怒りだし、当たり散らす。一九歳時、自分をコントロールできず、衝動的に傷つけたくなる。自殺する勇気もないので、いっそこの世から消えてなくなりたい。

この患者さんは、小学校までは普通に生活できていたので、知的障害や発達障害ではありません。人前で緊張し、人目が気になるのは社交恐怖（対人恐怖）ですが、原因は他人ではなく自分のほうにあり、自分には何かが欠けていて生きる価値がない、世間から外れてしまったと感じています。周囲から取り残される焦り、見捨てられる恐怖から身を守り「勝ち組」に入ろうとして、自分の空虚感を家族のせいにすり替え怒りをぶつけているようです。

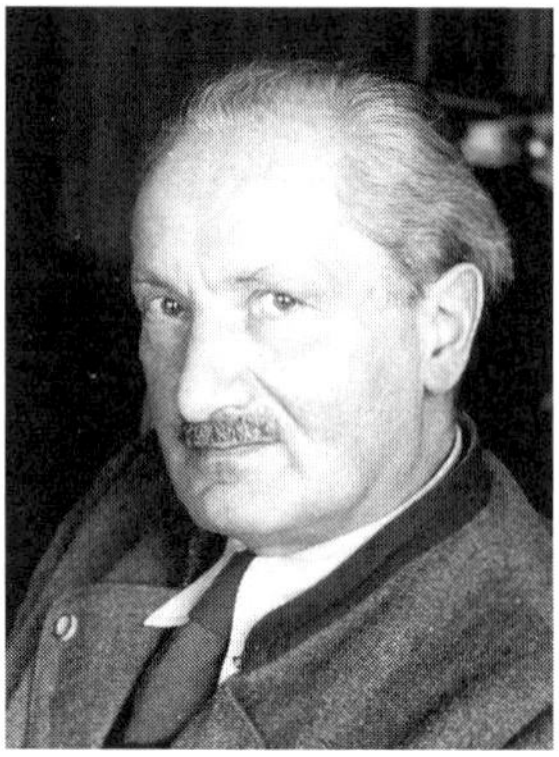

ハイデガー

時間の流れが未来へと開かれず、川の流れがせき止められるように、過去が堂々巡りになっています。ハイデガーは、人間には自分を時間化（ドイツ語：sich zeitigen）する働きがあり、人間に固有の時間は未来から開かれると述べています。動物は与えられた時間と環境、「いま・ここ」を生きるに過ぎません。今日は昨日の繰り返しであり、明日は今日の繰り返しになることでしょう。しかし、人間はそうではありません。自分がいつ死ぬかがおおよそ分かっているため、死を覚悟（先駆的決意性（vorlaufende Entschlossenheit））することで、生きる時間を自分で設計しようとします。私たちは一時間先、一ヵ月先、一〇年先をよんで、仕事の完成図や自分の未来像を思い描き、それに導かれて今を生きるのです。すなわち、人間の心は現在ではなく未来に開かれています。未来は何一つ決まっておらず、明日何が起こるのか誰にも分かりません。それは与えられた時間ではなく、意志で創造する時間、未知に船出する冒険であり、ルビコン川を渡るのか渡らないのか、自らの進退をきっぱりと決断することなのです。この患者さんは、不安で一歩先へ踏み出せず、人生を引き受ける勇気が萎えているように見えます。

神経症期

神経症期とは、魂精神層の意識と人格で展開される軽い精神障害です。殆どの症状は生産症状で、急性相は解離症、慢性相は恐怖・強迫症です。

解離《かいり》（英語：dissociation）とは、意識から別の意識状態が分離して自分に知らない活動を生じる現象を指します。能動的な志向性が減退して対象との関係が不確かになると、患者さんは自ら意識野を狭め、意識の一部を切り離して、周囲と無縁になることで安定を図ろうとします。解離症はかつてヒステリーと呼ばれていたもので、てんかんに似たもうろう状態（意識変容）、その場から遠くに出奔する遁走、自分の過去を思い出せない全生活史健忘、黙り込む緘黙、幼児がえりする退行、周囲の働きかけに反応しない昏迷などの症状があります。

同一の人間に異なる複数の人格が現れることを二重人格、多重人格といいます。典型的にはジキルとハイドのように、ある時点で第一人格から第二人格に移行し、一定期間継続してもとの人格に戻った時には第二人格での言動を忘れてしまうものを指します。北米ではしばしば児童虐待に関連して取り上げられ、わが国でも帰国子女に多く、近年は解離性同一症（英語：dissociative identity disorder）と呼ばれています。しかし考えてみると、誰の中にも複数の人格があるものです。こうはなりたくない、こうでありたいと心の中にいくつもの人格が、明瞭な形をとらないまま存在しています。私たちが一定の人格を保っているのは、それを統合して一つにまとめているからです。多重人格とは、この統合が緩み、内部の断片的な人格がとりとめなく外部に漏出する症状だと考えられます。

対象のない不安に対して、対象のある怖れを恐怖（英語：phobia）といいます。熊恐怖、雷恐怖、癌恐怖など無数にあり、学術用語になっているものだけで二〇〇を超えます。社交恐怖（英語：social phobia）ないし対人恐怖は、他人が同席する場面で緊張が強まり、相手に不快感を与えるのではないかと恐れて、対人交流を避ける神経症です。自分に何かしら落ち度（容姿、表情、言葉づかいなど）があると思い込み、他人からの評価に一喜一憂して、他人に触れて欲しくない負い目の部分を指摘されると、あるいはそうされたと一方的に思い込むと、自分の存在を全否定されたように感じます。

強迫《きょうはく》（英語：obsession, compulsion）とは、知覚、記憶が不確かになった患者さんが、ほかの感覚モダリティを動員して修正を試みる表現です。玄関のカギをかけ忘れたのではないかと不安になり、何回も戻って目で見て、音を聞いて、「かけた」と声に出して確認します。解離、強迫はともに魂精神層における生産症状で、一部はジャクソン学説で、多くは新ジャクソン学説で考えると理解しやすいと思います。

精神病期

精神病期とは、魂精神層の混乱が一段と進行し、幻覚・妄想などの生産症状が自己の内面を越えて外界や他人の領域に及ぶ病的状態です。急性相は錯乱精神病、慢性相は妄想症で、統合失調症の診断が討論の場に登場するのは、この段階からになります。

錯乱《さくらん》（英語：confusion）は、見当識、記憶、思考が障害され、話にまとまりを欠いた状態を指します。意識レベルが不安定になって、自他の境界が消失するので、内面の無秩序が外部に反映され、患者さんは「自分ではなく周囲がおかしい」、「何か不明の大変なことが起こっている」と困惑して不安になります。患者さんは感覚域の中央ではなく辺縁部に、感覚過敏や知覚変容を訴えます。感覚過敏は、いつもは気にならない遠くの音がうるさくなる、視野が拡大する、食品売り場の匂いを強く感じる、といったことです。知覚変容は、対象がいつもとは違って感じられる主観的体験で、一部が強調、変形し、全体がどことなくよそよそしく、異質に感じられます。これらは自他の境界が怪しくなって手応えを失った患者さんが、自分のアンテナの感度を上げすぎるために過剰な情報を拾ってしまうからだと考えられます。

精神病では、意味のない音や光ではなく、自分の考える内容が他人の声で聞こえる幻聴（英語：audible thoughts）が生じます。頭の中で自問自答を繰り返すうちに、やがて外から、よく知る他人が患者さんの行動にいちいち口をはさむようになります。精神医学では一九世紀から、この特異な幻聴がなぜ精神病に生じるのかが注目されてきました。声の幻聴とは、存在が希薄になった患者さんが自ら行動を声に直す確認強迫であり、さらに体験が無縁化して自分を離れていき、仮想の他人を仕立て上げる症状だと考えると理解できます。

妄想（英語：delusion、ドイツ語：Wahn）は、事実無根のことを、そうに違いないと思い込む生産症状です。周囲の出来事は患者さんに関連した特定の意味を帯びるようになります。精神病の妄想としては被害妄想がよく知られていますが、これは初めから起こるのではありません。最初期は微小・罪業主題をとる無力妄想（私の造語で英語のasthenic delusion）で、それが経過とともに被害妄想へ、さらに誇大妄想へと変化していきます。ここで主要な役割を果たすのが、ルサンチマンによる価値の転倒です。

ルサンチマン（フランス語：ressentiment）とは、ニーチェが一八八七年の『道徳の系譜』で取り上げた、弱者が強者に対して抱く価値を転倒させた感情です（ニーチェ 一九六四）。ニーチェによると、「良い」とは強者や高貴な人々が自らに与えた評価であり、その対極に置かれた弱者や低級なものは「悪い」とされてきた経緯がありました。弱者は強者を憎みますが、現実にはその上下関係を直ちに逆転できないため、強者を「悪い」、弱者を「良い」として価値を転倒させ、報復しない無力を善良に、臆病な卑劣を謙虚に、憎む相手への服従を恭順にすりかえたというのです。ニーチェはキリスト教のアガペーもルサンチマンから形成されたと見ています。

これに関連するシェーラーの著作が、一九一五年に発表された『道徳の構造におけるルサンチマン』です。シェーラーは、ルサンチマンを「魂の自家中毒」、「愛の秩序の惑乱現象」と見て、高貴にして健康なものが自ら身をかがめて卑しいもの、貧しいものに与えるアガペーのなかに無力感はなく、ニーチェの誤りは、宗教における聖なる価値や愛の秩序を認めず、すべてを生物学的価値に還元した点にあると批判しています（シェーラー 一九七七ａ）。

ルサンチマンは妄想の形成、主題と深い関連があります。「自分には価値がない」と自責に苦しむ患者さんは、どうしても変えられない外界を、内面において価値を転倒させることで自ら錯覚し、被害妄想を抱くことで、責任を他人に転嫁して自責を軽くすることができるからです。したがって妄想は、魂精神層で自分を守ろうとする倒錯した対処行動ないし自助努力なのです（濱田 二〇一五ａ）。

妄想症の代表はパラノイアです。一九世紀からドイツでは偏執狂《へんしゅうきょう》、フランスでは理性狂《りせいきょう》と呼ばれてきました（セリュー＋・カプグラ 二〇一八）。パラノイア（ドイツ語：Paranoia）とは、自分が不当な扱いを受けているという確信から一方的に補償を求めて興奮、闘争を繰り返す妄想症です。精神医学史上でもパラノイアとして有名な一八七四年生まれの男性エルンスト・ワグナーをご紹介しましょう。

ドイツの貧農の生まれで、一〇同胞の九子。母方家系に二名の精神病者があり、うち一人は統合失調症らしい。幼少時から頭が良く、活発で想像力に富み、成績優秀で文学作品を愛読し、正義感と真理愛が強かった。一八歳ころ、マスターベーションに対する良心の呵責が強く、「道からはずれたことをしていると世間から見られていないか」と不安と緊張に満ちた生活を送る。二一歳時、臨時教員として勤め始めたが、職場では控えめで礼儀正しく、穏やかで親しみをもてる人物と評価されていた一方、自分はほかの人びととは異なる能力と使命をもっているという自尊心、高揚した自意識をもって政治理念に熱中する。二七歳時、飲酒後に獣姦を犯したことに強い罪責感を覚え、破廉恥な行為を村人たちに知られている、嘲笑されているという妄想を抱いて、自分自身と周囲の人びとを激しく憎悪した。妄想は空想と活発な思考によって体系化していった。二九歳時、酒場の娘と結婚して専任教員の職につく。新任地で歓迎され二年間、妄想は表面化しなかったが、自責感はいっそう強まり、自分自身と家族すべてを抹殺すべきとの考えに至った。当時の破壊願望は、誇大的な色彩を帯びて自作の歴史戯曲『ネロ』、『ダヴィデ』などの創作活動に結実している。三二歳ころから妄想は再び活発になり、村人たちが自分の噂を流していると確信した。自分の性的な過ち、それに続く愚弄、侮辱、迫害の苦悩を「私は一年中が聖金曜日であり、私のさまよう場所はゴルゴタの丘である」と日記に記している。三九歳時、周到な準備のもとに妻と四人の子を殺害した後、村に放火し、銃を乱射して一四人の死者と多数の重軽傷者を出す。逮捕、勾留され、精神鑑定でパラノイア（発病は二七歳）と診断されて療養所に移された。療養所では精神鑑定の内容を不服として、自分は精神的に健康であり、苦悩と迫害に対する正当な復讐者であるとして死刑を望む。妄想は外的な刺激によって再燃と寛解を繰り返し、犯行についての真の改悛《かいしゅん》は一度も得られなかった。療養所内では精力的に創作活動を行う。自作に誇大的な自信を抱き、戯曲のいくつかを自費出版して文学賞に応募し、いつか大劇場で上演されるという期待のうちに生きた。自作の戯曲『妄想』が劇場から拒否され、一部内容の類似したウェルフェルのものが上演されると怒って興奮し、いわば妄想第二期に入る。この状態は死ぬまで続いた。ウェルフェルが自分の戯曲を盗作して不当に名声を奪ったとする証拠を精力的に集め、五五歳時に小論「剽窃者《ひょうせつ》ウェルフェル」を印刷させてあらゆるところに送りつけ、ウェルフェルが弁護士を買収して裁判記録を持ち出し、ひそかに自分の日記を読んで、詩集の日付をわざとずらした、という妄想に発展する。さらにウェルフェルがユダヤ人であることを知ると、ユダヤ民族全般への激しい憎悪をたぎらせた。六一歳を過ぎるころから身体が衰弱して闘争や生産性は停滞したが、ウェルフェルのことに話が及ぶと高揚して激しく憤慨し、剽窃の証明と自身の復権に支援を求めた。二四年間の在所期間を通じて新聞とラジオで世の中の動きに関心を持ち続ける一方、文学的な被害妄想と誇大妄想は死ぬまで消えることがなく、外的要因を契機にして繰り返し表面化した。自分には正当に復讐する権利があると疑わず、なした行為に後悔の念を抱くことなく六四歳で死亡した。

自尊心の強い優秀で活発な青年が、一八歳ころから不安と自責に満ちた無力性の人格変化を生じています。周囲の出来事を自分に結びつける微小妄想ないし無力妄想が明らかになるのは、鑑定によると二七歳ころですが、周囲全般に対する微小・無力妄想は、ルサンチマンによって次第に対象の限定された被害妄想に置き換わり、二九歳以降の空想・誇大的な破壊衝動が絡み合い膨張して、三九歳時の激しい行動化に至りました。療養所に滞在した二四年間にわたる第二期は、好訴《こうそ》妄想（ドイツ語：Querulantenwahn）と見なすことができます。ここで中心を占める症状は、「自分の権利を不当に侵害された」という侵害妄想（英語：delusion of injury）です。一種の被害妄想ですが、正当な自分の権利に対する不当な侵害と復権を、世間に対して執拗に訴え続けるところに好訴妄想の特徴があります。

パラノイアの患者さんは、被害妄想と誇大妄想が混じり合い、世間への反感、逆恨みから周到に準備して人ごみに車を突入させる、銃や刃物で集団を殺傷する、会社に石油をまいて放火するといった過激な行動を起こします。一見すると無力性気分変調症の対極にありますが、心の奥にはやはり深い自己嫌悪、やりきれない自責を抱えているのです。パラノイアは、崇高と悲惨という矛盾する両面を併せもつ人間が、世俗化して内面の自我を肥大させ、ルサンチマンによって価値を転倒させた表現と考えることができます。妄想患者さんが、頑《かたく》なまでに病気の自覚をもたないのは、価値の転倒を自分に気づかせないよう自らをも欺《あざむ》いた結果に違いありません。

認知症化期

認知症化《にんちしょうか》（ドイツ語：Verblödung）は認知症（英語：dementia）のことではありません。侵襲が魂精神層を超えて体精神層まで到達した段階のことです。病像の大半は生物学的な生産症状で、急性相は緊張病、慢性相は破瓜病になります。

緊張病《きんちょう》（ドイツ語：Katatonie）の主症状は、心的エネルギーの無秩序と共時的な身体症状です。幻覚・妄想は目立たなくなり、まとまりのない興奮、昏迷、拒絶、常同、緘黙《かんもく》、カタレプシーなどによって食事、入浴、着替えなど日常生活動作の多くが妨げられ、発熱、発汗、血圧変動、頻脈などの自律神経症状が前景を占めます。内的緊張が高まり、不安・焦燥が強く、意識が断片化するために体の痛みに反応せず、周囲との交流が刻々と変化します。全身に亢進から弛緩までさまざまな程度の筋緊張が出現し、それが歩行困難、ぎこちない動き、姿勢異常、歯の嚙み合わせ不全などの形をとります。筋緊張の変化は、軽い部分的な形（書痙《しょけい》、斜頸など）で異常人格期、神経症期などより早い段階にも出現します。

破瓜《はか》病（ドイツ語：Hebephrenie）の主症状は、心的エネルギーの枯渇と通時的な身体症状です。価値を求めて創造的に生きる意味は消滅し、患者さんは与えられた「いま・ここ」だけを生きています。不安はむしろ低減し、幻覚・妄想も表面化しなくなって、無為《むい》、自閉、感情鈍麻を伴うさまざまな程度の残遺状態に達します。昏迷が意識の急性停止状態であるのに対して、無為は心身エネルギーの慢性停止状態なのです。五三歳の男性の例を紹介しましょう。

二一歳時に社交恐怖から他人との接触を避けて三ヵ月休学する。大学卒業後に就職。三〇歳、四五歳時にうつ状態となり、精神科病院に三週間入院した。社交恐怖は強弱の波はありながら消えることなく持続し、自分の存在そのものが周囲に悪影響を及ぼし、他人に忌避《きひ》されるのではないかと自己嫌悪に陥る。いっそ自分が消えてなくなってしまいたいと思う。意欲低下は四五歳ころから目立ち始め、喜怒哀楽に乏しく無気力になり、会社も休みがちになる。流れに逆らわず、流されるままに運命を受け容れ、たどり着いたところであきらめる。五二歳ころから自宅に閉じこもりがちになった。口数が減り、猫を抱いて何をするでもなく日々を過ごして幾日も風呂に入らない。自己卑下から自分の存在を否定し、孤独が深まる。世間にまったく無関心ではなく、自分に影響が及ばない範囲で接触を保っていたい。のぞき穴から見るように、世間の動きを知識として知っておきたい。五三歳で退職したがプライドもあり、郷里に帰って家業の商店で店番のようなことをしている。

この患者さんは、青年期に自責的な社交恐怖で発病し、三〇年の経過を経て無為に達しています。無為の患者さんは、刺激に対する反射、周囲への関心は残りますが、風まかせに舞う木の葉のように、自らの意志で未来を切り開いて生きることができません。もの忘れや認知機能の低下はないので認知症ではありませんが、ある意味では認知症に近いところがあります。破瓜病は一般に青年期の精神病を指しますが、その本質は残遺状態と同じく心的エネルギーの低下であり、人生に対する一種の責任放棄ともいえるでしょう。

次の表は、これまで述べてきた霊的精神力動論からみた精神症状の層的表現をまとめたものです（濱田 二〇一五b）。舞台劇に喩えると、四幕八場で展開するのです。

このように精神病は、霊性の病気から心理の病気へ、さらには身体の病気へと、精神層を下降する

	急性相	慢性相
異常人格期	無力性気分変調症	パーソナリティ症
神経症期	解離症	恐怖・強迫症
精神病期	錯乱精神病	妄想症
認知症化期	緊張病	破瓜病

霊的精神力動論の層的表現

ように進行していきます。しかし一方向性に進行するとは限りません。急性相と慢性相は互いに移行があり、急性症状を繰り返すうちに慢性に固定したり、あるいは慢性期に急性症状が一過性に出現したりすることがあります。上下の階層も流動的で、上層から下層へ急速に進展する場合もある一方で、各段階に病勢の停止があり、下層から上層へ症状が変化して回復することもあります。妄想症の回復期に出現するアンヘドニア、あるいはパーソナリティ症に一過性の筋緊張、自律神経症状などの緊張病症状をみることがあるのは、各層が動的な関連をもつためです。

4　精神病における霊と愛

精神病は、身体の病気とは異なり、霊と愛に深く関連しています。発病すると人間精神の最上位にある霊精神層が破綻するので、第一に、神との垂直の結びつきが失われます。すると大海を航行する船が方角を測定する星の光を見失うように、視点が下がり、自分の立つべき位置、向かうべき方向、生きる意味を確認できなくなるのです。異常人格期に出現する深い空虚感、無価値感、自責はここに由来しています。旧約聖書には、この深い空虚感を記した『コヘレトの言葉』があります。

なんという空しさ、すべては空しい。（一・二）

紀元前二五〇年ころのものと推定されるこの記述には、ギリシア人の知恵に対する信頼も、ユダヤ人の現世主義も、因果応報も、そのどれをも否定する絶望に満ちています。人生の努力、この世で得られる知恵、快楽、金銭など世俗の価値に伴う空しさを表すヘブライ語ヘブヘルは、水の泡、泡沫《ほうまつ》のことで、霊の喪失を表現しています。コヘレトの空しさは、精神病の発病時に生じる虚無感に一致するものです。一方、本来の価値と成るべき時を、この世の彼岸にあって正しく定めている隠された・識られざる神の存在を暗示している逆説的表現でもあります。

人間は視点が下がると、ものごとの全体像が把握できず、すべてを自分からの一方向で自己中心的にとらえる、いわば霊的視野狭窄に陥ります。すると他人の立場に立つこと、高い視点から相手の身になって考えることができなくなります。これをカントは自己の置き換えの不能、二〇世紀ドイツの精神科医クラウス・コンラート（一九〇五―六一年）は乗り越え（ドイツ語：Überstieg）の不能と呼んでいます。垂直軸を見失った患者さんは、水平軸すなわちこの世に自分の相対的な立ち位置を求めて自我を肥大させます。ボーダーラインやパラノイアの患者さんが自分に都合の良い理屈ばかりを述べるのは、この霊的視野狭窄、乗り越えの不能によるものです。他人との関係性に過敏になり、他人からどう見られるかばかりが気になる対人恐怖、社交恐怖も自我の肥大から説明できます。

精神病の発病は第二に、愛の秩序を崩壊させます。患者さんは垂直に下降する救済、神から無条件に愛されている実感を感じ取れなくなり、自己肯定感が著しく低下します。すると愛の秩序を水平方向に転倒させ、一方では見捨てられないために周囲から賞賛されることを求め、他方では周囲のすべてに猜疑心を抱いて、他人の表情や言動の裏ばかり読もうとします。他人の価値を高める愛を育《はぐく》むことができず、表面的な偽りの愛、身勝手な自己愛に堕ちていくのです。

患者さんは自己否定を覆い隠すために、しばしば他人を都合よく操作し、あるいは攻撃します。攻撃は初めは家族などの身近な人、次に立場の弱い人、最後に社会に向かいます。患者さんからは「どこにも居場所がなかった」、「いつもびくびくして安心できなかった」、「自分を分かってもらえなかった」という言葉をよく聞きます。一部の精神科医や心理学者は、これを児童虐待と結びつけて、とくに多重人格の原因を親の養育問題に求めています。しかし必ずしもそうとは言い切れません。すでに病気が始まっているなら、患者さんは霊的視野狭窄ゆえに全体像が見えず、親の愛を実感できなくなるからです。そうなると、両親が懸命に働いて家計を支えていること、兄弟に公平なやさしい言葉をかける余裕もないこと、自分を犠牲にして子供によかれと思って叱ることなど、視点を親の立場に置き換えて理解することはできないでしょう。「自分は親に無視されてきた」という言い分は、状況をよく確かめれば「親は自分のして欲しい時に、して欲しいことをしてくれなかった」という意味である場合が少なくないからです。これも相手の態度の表面や言葉の端にとらわれて、背後にある真実に思い至らない愛の秩序の破綻を示しています。

霊は人間を超越させて高みへと導きます。したがって霊が失われることは、人間的自由を失うことにつながります。自由とは、何でもできる、自分は何をしてもよい、ということではありません。神が存在すると束縛されるので、人間の自由がなくなるのではないか、うっとうしいと案じる人がいます。そうではなく、むしろ神が存在するからこそ、人間は有限な身体という物質を離れ、何も決まっていない未来へ向けて、価値を求めて生きる責任を果たすことができるのです。精神病を人間的自由の制限、精神医学を自由に関する学と考えるのは、私ひとりではありません。器質力動説のエー、二〇世紀フランスの精神分析を牽引したジャック・ラカン（一九〇一―八一年）、わが国の臺《うてな》弘（一九一三―二〇一四年）らも、立場は異なりますが同じように考えていました。

新約聖書では、罪を表す五つの異なるギリシア語が用いられています。最も多く登場するハマルティアは、弓矢の的をはずすという意味の射撃用語で、私たちがなるべきはずのものにならず、できるはずのことができなかった、故意ではなく消極的な過失です。従ってキリスト教の罪は、殺人や窃盗のことではなく、本来神と関わりながら生きる人間が、意図するしないにかかわらず神から離反し、果たすべき義務を果たさない宗教的良心の呵責を意味します。

一方、悪（ギリシア語：カコス）は、罪による善の欠如態です。神から離反した、すなわち罪に堕ちた人間が高慢になり、金銭、名誉、権力など、この世の財に走り、誤った野心を抱いて自分に好都合な祭壇を地上に築くことです。新約聖書にはイエスが多くの病人を癒やしたという記述があります。目の不自由な人、耳の聞こえない人、手足の動かない人、不正出血の人などです。この中に汚れた霊、悪霊による心の病気らしい人も登場します。イエスはこれらの患者さんたちに対して、ほかの身体病とは異なり、悪霊を叱って外に追い出すという治療法をとっています。そして弟子に「この種のものは、祈りによらなければ決して追い出すことはできないのだ」（『マルコによる福音書』九・二九）と、深い意味に満ちた返答をしているのです。

精神病とは、宗教的存在である人間に特有な霊と愛、そして自由の病気であり、垂直軸からの頽落《たいらく》を水平軸で補おうとする病的な世俗化にほかなりません。霊精神層が破綻したために、下にある魂・体精神層が過活動になって表面化する、すなわち人間精神が低格化する病気です。脱落症状を垂直軸を見失った罪に、生産症状を水平軸に祭壇を築く悪に置き換えて考えることも可能です。近代・現代精神医学は、魂・体精神層に展開する世俗化した症状を診療の対象にするかぎり一定の成果を上げてきました。しかし基本障害である霊精神層の破綻は、これまでごく少数の精神科医が直観的に感じ取ったにすぎません。現代精神医学は、まだ心の病気と健康の全容を捉えることができていないのです。

六〇歳台の女性患者さんが二〇歳ころに直観的に描いたという絵を、ご本人の承諾を得て紹介します。主人公は、おそらくご自身の分身と思われる少年です。彼は宇宙でも神でもあるような、途方もなく大きな存在の長い鼻の上で生きています。少年はさまざまな本を読みあさり、大きな存在に問い

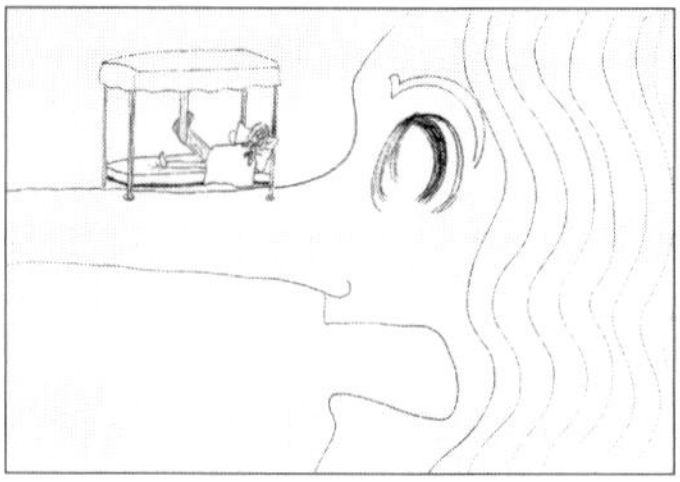

7

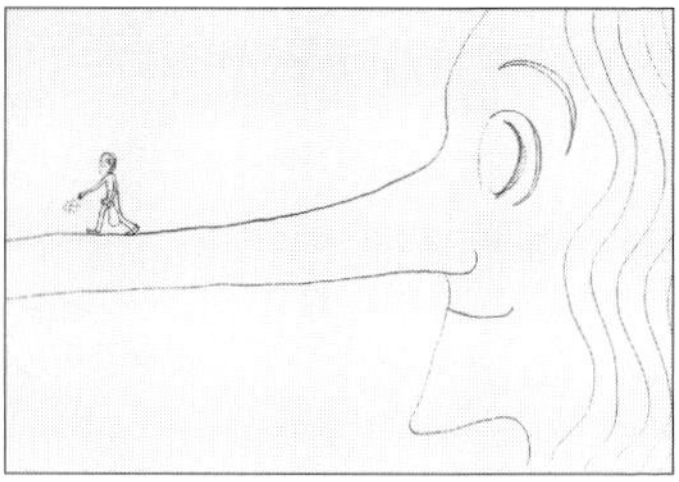

8

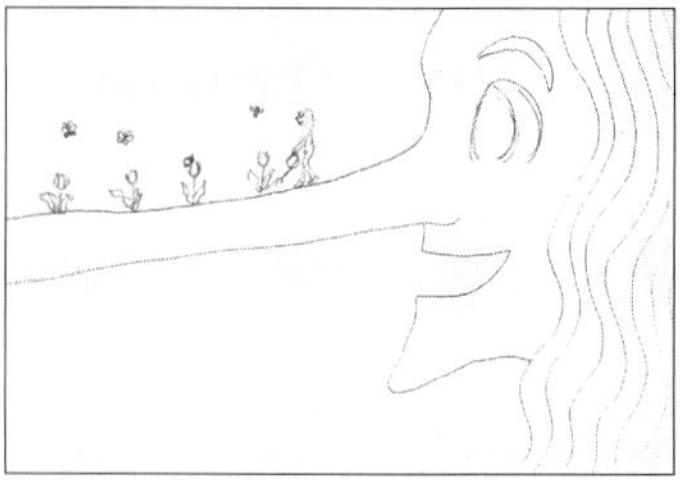

9

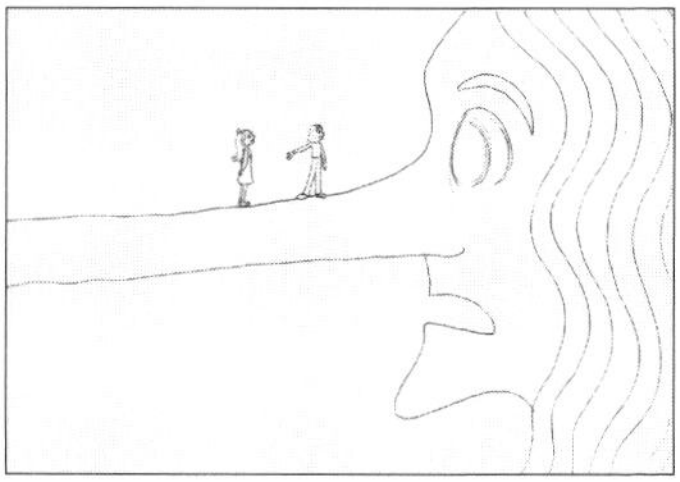

10

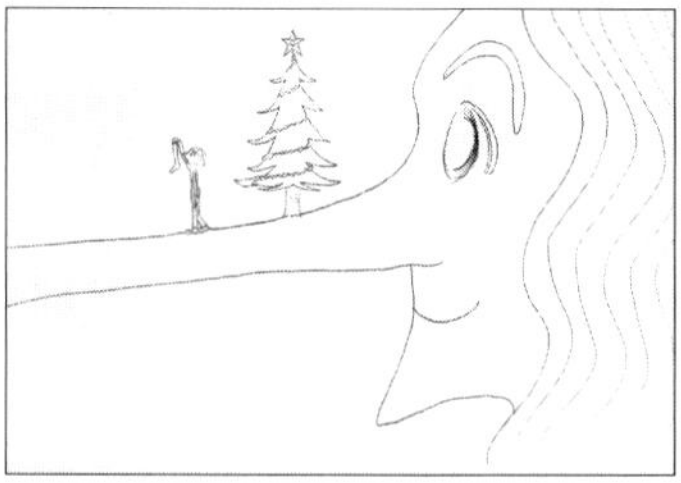

11

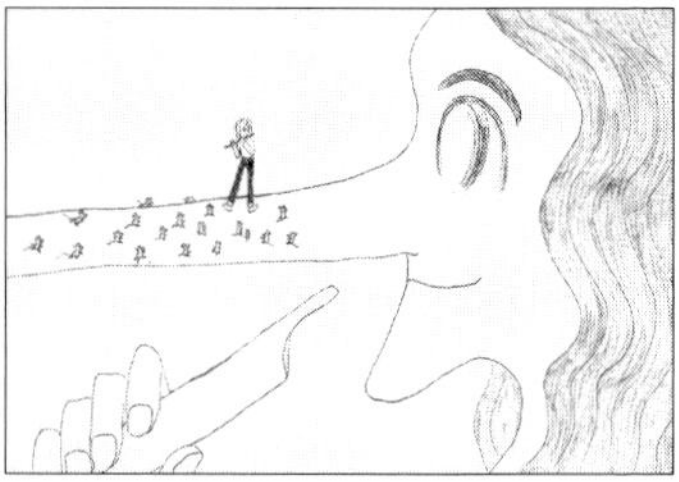

12

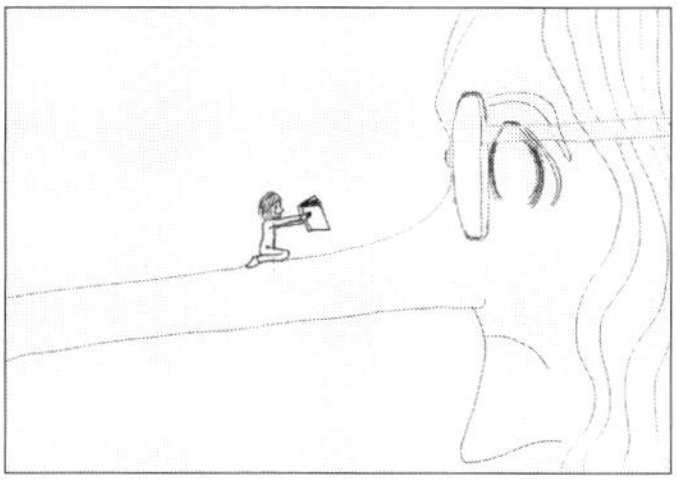

1

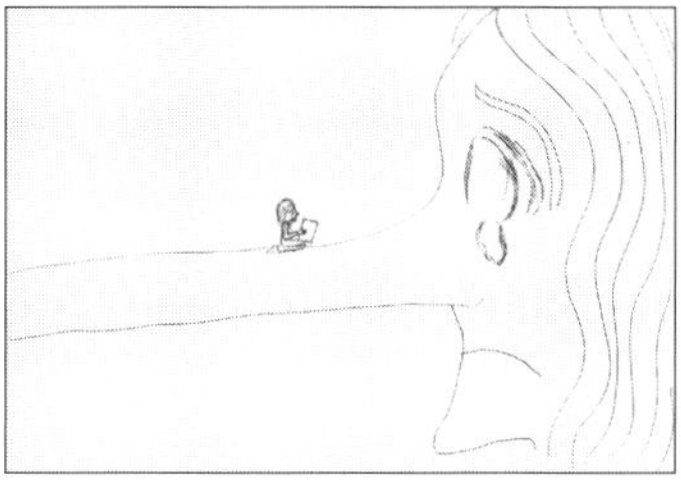

2

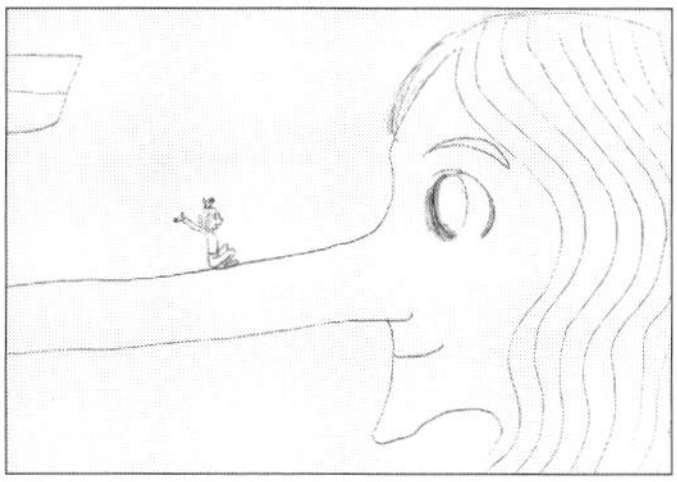

3

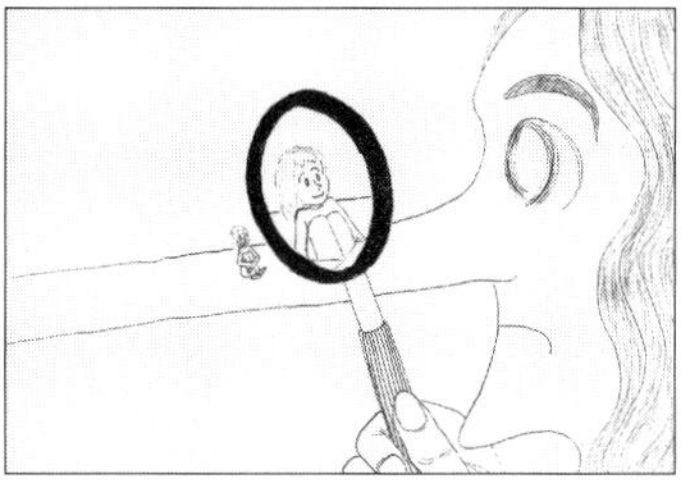

4

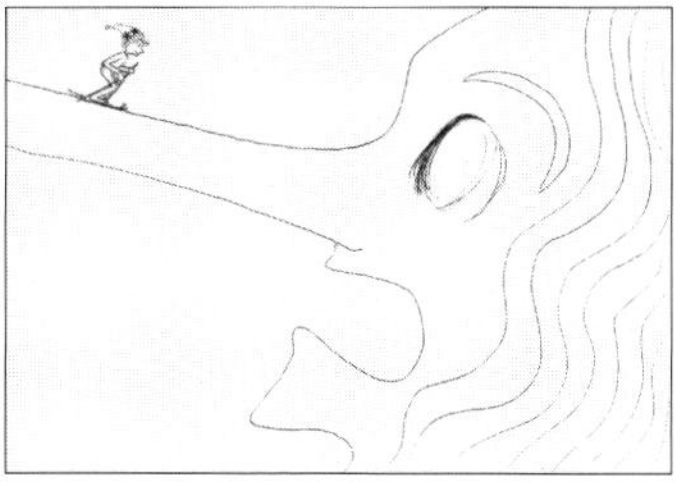

5

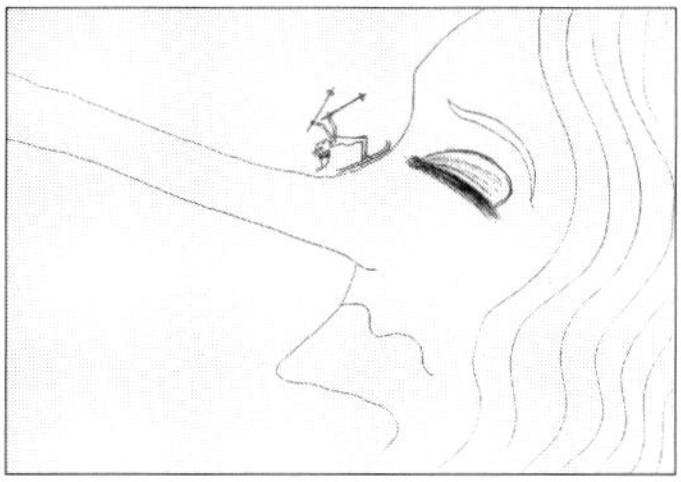

6

かけ、生きる意味を探しているようです。長い鼻をもつ大きな存在は、絶えず少年に寄り添い、深い関心を抱いていて、時にはルーペで少年の様子を観察します。少年の言動に微笑んだり、戸惑ったり、驚いたり、涙を流したりしますが、いちいち口をはさむことも行動に干渉することもしません。少年がスキーでスピードを出しすぎて骨折しても、あらかじめ止めに入ることはありませんでした。それは少年に自由と責任を与えているように見えます。やがて少年は一人孤独に悩むことをやめ、大きな存在のかすかな声を聴き取りながら、人生に種をまき、花を育て、友人を伴って、蝶や動物など自然界の生きものたちと協調する方向に生き方を転じていきます。それに合わせて大きな存在の表情もしだいに安らいでいくのです。

この患者さんは、なぜこのような絵を描いたのか、当時のことはよく思い出せないそうです。私にはこの絵に、神と人間の関係が凝縮されているように感じられてなりません。こうありたいと願いながら、病気のために果たせなかった人生の哀しさと、病気であるがゆえに感じ取ることができた真理の深さに、切なく胸を衝かれる思いがします。

第五章　心の病気の治療

天上から絶えず降り注ぐ光だけが、大地に強い
根を深く下ろすエネルギーを一本の木に供給する。
木は実は天上に根づいているのだ。

ヴェイユ

三つの精神層にはそれぞれ個別の治療法が求められます。体精神層の症状は、脳の反射であり生物学的な物質反応なので、薬物や身体療法が有効です。魂精神層の症状は心理反応なので、個人ないし集団の心理・精神療法を必要とします。霊精神層の症状は精神病の本質であり基本障害です。従って、治療にはスピリチュアル・ケアが適用されることになります。

1　体精神層

薬物療法

体精神層に作用する薬を向精神薬といいます。各精神疾患の治療に用いる抗精神病薬、抗うつ薬、気分安定薬、抗不安薬、睡眠薬、抗てんかん薬、抗認知症薬などのほか、抗酒薬、精神刺激薬、催幻覚薬も含まれます。

はじめての抗精神病薬であるクロルプロマジンは、一九五〇年にフランスのローヌ・プーラン研究所で合成されたフェノチアジン誘導体です。フェノチアジンは抗ヒスタミン作用と中枢鎮静作用を併せもちますが、クロルプロマジンは前者が少なく、後者の麻酔、鎮痛、催眠効果が高い薬物として開発されました。侵襲学者で外科医のラボリは、ショック状態に陥った生体が自分の身を守ろうとして働かせる防御反応を強化するのではなく、逆に中枢を鎮静させる人工冬眠療法が有効であることを見出して、この薬が精神病の治療にも応用できることを提唱したのです。普通なら生体のもつ防御反応を強化しようと考えるところを、逆に遮断することを考えついたところがラボリの天才的なところでした。クロルプロマジンの精神医学への本格的な導入は、一九五二年にパリ大学サン＝タンヌ病院のジャン・ドレーとピエール・ドニケル（一九一七―九八年）によってなされました。彼らはこの薬の精神病への治療効果を確認し、セリエの汎適応症候群との類似から、その作用を間脳の自律神経遮断にあると推定します。私たちが初めて手にした向精神薬の登場、精神薬理学の誕生です（ドレ＋ドニケル　一九六五）。

一九五八年にベルギーで鎮痛薬から合成されたブチロフェノン誘導体のハロペリドールは、クロルプロマジンの数十倍の薬理活性をもち、抗アンフェタミン効果をもつことから、幻覚・妄想に有効とされます。抗精神病薬が主に中脳辺縁系ないし皮質のドパミンD_2受容体を遮断し、D_2への結合能が高いほど治療効果が上がること、ドパミン作動薬が精神症状を悪化させることから、一九六〇年代に統合失調症のドパミン過剰仮説がたてられました。ドパミンはチロシンから合成される神経伝達物質です。脳内には四つのドパミン経路（中脳辺縁、中脳皮質、黒質線条体、漏斗下垂体）と五つの受容体サブタイプ（D_1〜D_5）があり、D_1と認知機能、D_3と病的賭博、D_4と新しもの好きの関連が指摘されています。副作用の錐体外路症状は黒質線条体系、乳汁分泌は漏斗下垂体系の遮断に関連します。

一九八〇年代に意欲減退や感情鈍麻などにも効果があり、乳汁分泌や錐体外路症状の少ない薬物が開発されて、九〇年代から急速に普及しはじめました。ドパミンD_2受容体単独ではなくD_1にも結合するもの、D_2受容体に部分的作動効果をもつもの、セロトニンとドパミン両方の受容体に拮抗するもの（ＳＤＡ）、D_2受容体の結合が少なく多種類の受容体に関わるもの（ＭＡＲＴＡ）など、いずれもラボリの侵襲学思想から離れて、受容体中心に仮説がたてられています。これらは従来の抗精神病薬に対して第二世代、新規あるいは非定型抗精神病薬とも呼ばれます。抗精神病薬は統合失調症をはじめ双極症、錯乱精神病、妄想症、薬物中毒、パーソナリティ症などに用いられます。

三環系抗うつ薬の代表であるイミプラミンは一九五六年に登場しました。抑うつ気分と意欲減退を改善させますが、抗コリン作用（便秘、口渇、尿閉、イレウス、眼圧上昇など）、心循環系の副作用（立ちくらみ、頻脈、伝導ブロックなど）、アレルギー（薬疹など）があります。これらの副作用の少ない三環系、四環系抗うつ薬は、一九六〇〜七〇年代に多数登場しましたが、イミプラミンの効果を超えるものはありません。抗うつ薬はニューロンのシナプス間隙において、さまざまな形（放出、トランスポーターの再とりこみ阻害、分解酵素阻害など）で神経伝達物質である脳内モノアミン（ノルアドレナリン、セロトニン）を増加させます。これをもとに作られたモノアミン仮説は、うつ病はモノアミンの機能的欠乏によって、躁病は過剰によって発病するという説で、その後いくたびも修正されて受容体、細胞内情報伝達機構などの研究へと発展しました。

セロトニンのみに作用する選択的セロトニン再とりこみ阻害薬（ＳＳＲＩ）は、一九八〇年代に登場し、副作用が少なく安全性が高いので九〇年代から普及しました。セロトニンはトリプトファンから合成される神経伝達物質で、睡眠、食欲、気分などを調整するとされます。セロトニン受容体には大きく四つのサブタイプがあり、さらに細分化されています。二〇〇〇年以降は同じくモノアミン仮説をもとにして、ノルアドレナリンとセロトニンの両方に作用する薬（ＳＮＲＩ）、ノルアドレナリン作動性・特異的セロトニン作動性抗うつ薬（ＮａＳＳＡ）など、従来の効果を残しながら、より安全性の高い抗うつ薬が開発されています。抗うつ薬は、うつ病以外にパニック症、強迫症、摂食症、慢性疼痛、夜尿、爪かみ、片頭痛などにも有効です。

不安、不眠に対して一九四〇年代には抱水クロラール、五〇年代にはバルビツール酸が用いられましたが、六〇年代以降はベンゾジアゼピン系が主流になっています。ベンゾジアゼピンは少量では抗不安、大量では鎮静、催眠効果があり、安全性が高いので一九六三年に発売されたジアゼパムは世界で最も成功した向精神薬になりました。不安症のほか、さまざまな病気に伴う不安、うつ、興奮、不眠、せん妄、アルコール離脱症状、てんかんの重積状態、緊張病、麻酔前投薬などに用いられます。一九七〇年代にベンゾジアゼピン受容体が発見され、九〇年代には世界で一〇〇以上のベンゾジアゼピン系薬物が存在しましたが、依存性の問題が浮上しています。

一部の抗てんかん薬には気分安定薬としての効果が見出されています。カルバマゼピンは不安・不快気分をもつ躁状態、統合失調症、神経痛、不随意運動などに、バルプロ酸は双極症、躁うつ混合状態、片頭痛などに有効です。海馬や扁桃体の放電を抑え、脳内のガンマアミノ酪酸（ＧＡＢＡ）ニューロンの機能を賦活するとされています。ベンゾジアゼピン誘導体のクロナゼパムにもガンマアミノ酪酸ニューロンの賦活作用があり、躁病とパニック症に治療効果があります。

電池に用いられる金属元素リチウムに躁病治療効果があることは、一九四九年にオーストラリアの精神科医ジョン・ケイド（一九一二―八〇年）によって見出され、一九六〇年代から臨床に応用されました。躁病ばかりでなく、うつ病、精神病などにも有効で、再発・自殺予防効果もあります。細胞膜の脂質や蛋白の代謝に作用し、情報伝達機構を調整するらしいのですが詳しい機序は不明です。有効量と中毒量の差が少ないので、血中濃度を測定しながら服用します。過量では、消化器症状（嘔吐、下痢）、神経・筋症状（運動失調、手のふるえ、筋けいれん）、意識障害（眠気、失見当、錯乱）などを生じます。リチウムは岩石や鉱泉に存在します。古代ローマ時代の遺跡がある小アジア（現在のトルコ）の港町エフェソスには湧水があり、四世紀ころから不機嫌症、膀胱結石、痛風などに効果があるといわれてきましたが、二〇世紀になって水にリチウムが含まれていることが分かりました。世界各地には古くから病気を癒やす伝承のある鉱泉、温泉が多数ありますが、これらに未知の微量元素や金属が溶け込んでいる可能性は否定できません。探していたものとは違う価値が偶然に発見されることをセレンディピティ（英語：serendipity）といいますが、鎮痛薬アスピリンに心筋梗塞の予防効果が発見されたように、今後も微量元素、別の病気に用いる治療薬の中から予期しない有効な向精神薬が発見される可能性があります。

患者さんの中には薬物療法を嫌う方が少なくありません。副作用への懸念ばかりでなく、そもそも心の病気に物質を用いることに納得できないとおっしゃるのです。一方、精神科医も向精神薬だけで精神病を治すことができると安易に考えているわけではありません。薬の作用は単純ではなく、ホメオパシーは、ある病気を治すために同じ病気をおこす薬物を少量用いる治療法で、一六世紀スイス出身の医師パラケルスス（一四九三ころ―一五四一年）の「似たもので似たものを癒やす」（ラテン語：*similia similibus curantur*）という思想をもとにして、一八世紀にドイツの医師ザムエル・ハーネマン（一七五五―一八四三年）が提唱しました。反対の病気をおこす処方を用いるのはアロパシーといいます。向精神薬は体精神層に働き、脳の過剰な反射を抑えて患者さんを落ち着かせ、心の誤った再統合を解きほぐす助けになります。心の病気の治療にとって薬物は決して十分ではありませんが、体精神層をもつ人間には必要なものです。

身体療法

(a)休息、栄養、睡眠

ストレス要因を除き、環境を整え、十分な栄養をとって、休息を与えることは、どんな場合でも治療の原則です。うつ病の患者さんは、職場を離れて休むだけで相当な治療効果があります。精神症では不眠になることが多いので、睡眠の質を高めることは、さまざまな精神症状を安定に向かわせます。自宅から離れて入院するのが有効である理由としては、医師や看護師がいつもそばにいて守られていること、世間との軋轢や対人緊張から逃れて安心できること、患者さん自身の治療へのモチベーションが高まることなどが挙げられます。

心身には拮抗作用があって、重い身体病にかかると精神病が軽くなること、死期が近づくと妄想が消失すること、気をおろすためには身体をつかうとよいことなどは、昔から経験的に知られていました。精神が過活動になって落ち着かない時は休息が、逆に弛緩している時は刺激が有効なのです。

(b)発熱療法

四日熱がメランコリアを治癒させたことは古代ローマの医師ガレノス（一三〇ころ—二〇一年ころ）の記載にもあります。ドイツのシュタール、オランダのヘルマン・ブールハーフェ（一六六八—一七三八年）らは発熱を、侵襲をうけた生体が示す抵抗、一種の自己防衛反応と考えました。

オーストリアのユリウス・ワグナー＝ヤウレック（一八五七—一九四〇年）は、熱性疾患（チフス、コレラ、マラリアなど）によるさまざまな精神症への影響を文献的に調べ、二〇四例のうち三四％が治癒していることを見出しました。彼は、治療効果を体温上昇ではなく感染症のほうにあると見て、一九一七年に進行麻痺（脳梅毒）の患者さんにマラリア原虫を接種する発熱療法を実施します。術式は改善され、一九二二年までに一一六例に行われ、七八例（六七％）の回復、寛解が報告されました。同年早くもわが国に導入されています。発熱療法は世界中に広まり、一九二七年にワグナー＝ヤウレックはノーベル賞を受賞した初めての精神科医となりました。しかし一九四〇年代になって進行麻痺に対するペニシリンの効果が明らかになると、メカニズムや思想が十分に解明されないまま治療の表舞台から姿を消します。

発熱はウイルスや細菌を不活化させることが知られています。梅毒は古くから存在したにもかかわらず、進行麻痺がなぜ一八〜一九世紀に蔓延したのかは謎でした。その理由の一つとして、古代から中世には天然痘、ペストなど高熱をともなう流行病が繰り返されたために、体内の梅毒スピロヘータが死滅して発病しなかったのではないかとも推測されています。

(c)ショック療法

膵臓から分泌されるインスリンは、血糖と意識レベルを低下させて興奮を鎮めます。オーストリアからアメリカに移住したマンフレート・ザーケル（一九〇〇—五七年）は、初め麻薬中毒患者さんの離脱症状にインスリンを使用し、一九三三年にはこれを統合失調症に応用しました。昏睡、時にはけいれんを伴う低血糖状態が精神病に有効であるという報告は、その後の追試で社会寛解四〇％と確認されています。彼は作用点を視床下部の自律神経中枢に求め、インスリンが神経細胞を冬眠させてエネルギーを蓄積すると考えました。

統合失調症とてんかんの併発は少なく、統合失調症を発病するとてんかん発作が消失し、けいれんによって統合失調症状が回復することなどから、両者には生物学的拮抗があるらしいことが知られていました。ハンガリーからアメリカに移住したラディスラス・ヨゼフ・フォン・メドゥナ（一八九六—一九六四年）は、一九三五年に二六例の統合失調症患者さんに対して、初めカンファーを、次いでカルジアゾールを用いたけいれん療法を試み、一〇例（三八％）の寛解を報告しています。

実験てんかんを研究していたイタリアのウーゴ・チェルレッティ（一八七七—一九六三年）は、通電で失神する豚を見て、メドゥナのけいれん療法に電流を用いることを考えつきました。電極の位置や方法を改良し、一九三八年には統合失調症の男性患者さんに一二五ボルトで一一回の通電を試み、寛解を得て学会報告しています。彼は治療効果を電流ではなくけいれんにあると考え、けいれんを起こすことで危機に陥った脳が活性物質を分泌するという仮説を立てましたが実証できませんでした。通電は視床下部・下垂体・副腎系を介して脳内神経伝達をリセットさせると見られていますが、その機序は今日なお十分には明らかになっていません。

通電（電気けいれん）療法（ECT）は、一九四〇年代に筋弛緩薬を用いた無けいれん手法がとりいれられ、統合失調症ばかりでなく、うつ病にも著しい効果を示すことが確認されました。向精神薬の普及によって一時期廃れましたが、近年その有効性が見直され、現在では広く用いられているショック療法です。手術室で全身麻酔と、より侵襲の少ないパルス波を用いた修正型（m－ECT）が行われています。重症うつ病、緊張病、自殺の危険が高い患者さん、服薬できない妊婦さんなどに適応があります。

経頭蓋磁気刺激法（TMS）は、磁場に生じる誘導電流によって脳を非侵襲的に刺激する方法で、もとは脳機能検査に開発されたものが一九九〇年代に治療に転用されました。毎秒一～一五回の連続刺激を左前頭前野の外側から与えるもので、うつ病、統合失調症、強迫症、パーキンソン病、てんかん、慢性頭痛、脳梗塞後のリハビリテーションなどに試みられます。

(d)作業療法、活動療法

これは、身体をつかう生産活動（袋はり、農耕、園芸、畜産、木工など）を通じて心に刺激を与え、社会における役割を取り戻す治療法です。木漏れ日、草木の匂い、雨の音、吹きわたる風、土の感触、筋肉の疲労などは、身体の感覚をよみがえらせ、この世に自分は一人ではない、生きている、何かしらの役に立っている、という実感を与えてくれます。ドイツのヘルマン・ジーモン（一八六七―一九四七年）が技法を体系化し、呉秀三《くれしゅうぞう》（一八六六―一九三二年）がわが国に紹介して、松沢病院の加藤普佐次郎、大阪中宮病院の長山泰政らが推進しました。身体に働きかけるところは身体療法ですが、生活訓練を含む非言語的な集団精神療法でもあります。

患者さんは、何も決まっていない未来に不安で踏み出すことができません。そのためにしばしば立ちすくみ、堂々巡りに考えてしまいがちです。規則的な作業予定は目に見えない時間を区切り、共に働くことは足元を照らす道しるべになります。患者さんに生活リズムを取り戻すばかりでなく、時間が空くとつい食べてしまう過食症、予定表を埋めずにはいられないボーダーラインなどの患者さんを治療するヒントにもなります。

医学の専門化と分業が進み、最近の精神科医は患者さんの話を聴くだけで、身体を診療しない傾向があります。内科医も血液や画像のデータばかり見て、昔のように打診、聴診などをしなくなりました。心の病気は身体にも表現されるのですから、精神科医もなるべく患者さんの脈をみる、血圧を測るなど、心の症状を身体から聴き取ることが望ましいと思います。

2　魂精神層

心理・精神療法は、患者さんと治療者の間に生じる心理的交流を通じて、魂精神層に変化をもたらす治療法です。言葉によるものとよらないもの、個人に行うものと集団で行うものがあり、二五〇種類にも及びます。病気や病態レベルに応じた適用がありますが、治療者の人柄や患者さんとの相性に左右される側面も少なくありません。技法の違いを問わず六〇〜七五％に有効とされています。

支持療法

これは患者さんを受け容れ、適切な助言を行うことで安心を与え、寄り添い励まして希望の火をたやさず、心が本来の働きを取り戻すように見守る治療法です。あらゆる心理・精神療法の基本であり、これを欠いてはどのような技法も成り立ちません。外来で行う簡易精神療法の大半は支持療法です。時には患者さんをとりまく人たちにも会って、置かれている立場や心理の理解を求め、家庭や職場などの環境を調整することもあります。

カウンセリングは、面接によって問題解決の援助をすることで、一九三〇年代のアメリカで職業を選択する学生に行われました。カール・ロジャーズ（一九〇二―八七年）が提唱したクライエント中心療法は、患者さんをありのまま受け容れ、指示を与えずに、内在する可能性に道をひらく治療法です。アメリカ心理学協会は、一九五一年にカウンセリング心理学部門を設立しています。

表現療法

これは患者さんが心の中にある不安、恐怖、支配観念、愛憎などを、何らかの方法で表に現わす治療法です。内から外に出すことで、せき止められていた感情が解放されます。フロイトと親交のあったウィーンの医師ヨーゼフ・ブロイアー（一八四二―一九二五年）は、これをカタルシスと呼びました。

催眠療法は、注意集中と誘導操作によって暗示にかかりやすい特殊な意識状態（トランス）をつくり、症状を除去してカタルシスを起こす治療です。イギリスの外科医ジェームズ・ブレイド（一七九五―一八六〇年）は催眠を中枢神経の生理現象と考え、この語を用いました。

芸術療法は、絵画、彫刻、陶芸、手芸、詩歌、音楽、箱庭などの創作活動を用いる表現療法です。無意識の内容は、言語化するより芸術化しやすく、そのイメージのもつ意味を治療者と話し合います。心理劇は、ルーマニアの精神科医ヤコブ・モレノ（一八八九―一九七四年）が創始した集団表現療法で、患者さんにさまざまな役割を演じさせ（ロール・プレイング）、内面の表出と現実への適応を促します。遊戯療法は、遊びを通じて非言語的な自己表現を促す小児への心理・精神療法です。

訓練療法

自律訓練法は、注意集中と自己暗示を練習して全身の緊張をほぐし、自ら心身の調整を行う治療で、ドイツの精神科医ヨハネス・ハインリヒ・シュルツ（一八八四―一九七〇年）が一九三二年に考案しました。バイオフィードバックは、体内情報を意識化することで自ら調整できる範囲をひろげる行動療法です。血圧、心拍数、筋電図、脳波などを信号に変換して患者さんに知覚させ、より安静な状態を獲得するもので、心身症、神経症に行われます。

行動療法は、学習理論や行動主義をもとに、学習された不適応行動を、条件づけを利用して修正する治療です。筋肉の弛緩訓練をして反復する刺激を消去する系統的脱感作法、刺激状況に長時間向き合う暴露法、反応に正負の強化（賞賛、達成感、罰など）をあたえて発生頻度を増減させるオペラント技法、モデル刺激を観察、模倣して行動のスキルを学習するモデリング、自身の行動を観察して記録、評価するセルフモニタリング、眼球運動を用いる脱感作法（ＥＭＤＲ）などの技法があります。不安症、恐怖症、強迫症、ＰＴＳＤ、アルコール症、夜尿などに有効です。

認知行動療法は、認知の主観的なゆがみを修正するアメリカのアーロン・ベック（一九二一年生）による行動療法です。誤った認知とは、心の表層にひとりでに湧き（自動思考）、深層の人生観（スキーマ）によって育まれる恣意的推論（先走り）、二分割思考（白か黒か）、極端な一般化（きめつけ）、拡大、縮小、選択、関係づけなどです。ボーダーラインを対象に、治療者が患者さんを受容しつつ変化を促して、矛盾したアプローチを止揚する弁証法的行動療法があります。

マインドフルネスは、仏教の八正道に示された落ち着いた心の状態を指すパーリ語サティの英訳です。一九七九年にマサチューセッツ大学医療センターで禅に詳しい分子生物学者ジョン・カバット＝ジン（一九四四年生）が、今の瞬間に注意を向けて価値判断を加えない宗教色を払拭した瞑想法を、マインドフルネス・ストレス低減法（ＭＢＳＲ）として痛みの緩和のために開発しました。一九九〇年代以降、多様な技法を加えた認知行動療法として、うつ病、パーソナリティ症、社交恐怖、企業のメンタルヘルスなどに適用を拡大しています。

社会生活技能訓練（ＳＳＴ）は、患者さんが自立した社会生活を送れるように生活技能（受信、処理、送信）を訓練する認知行動療法です。食事・服薬・金銭・症状の自己管理、身だしなみ、会話、余暇活動、問題解決、職業指導などが含まれます。統合失調症、知的障害、薬物依存、認知症、社交恐怖、引きこもり、注意欠如・多動症（ＡＤＨＤ）、素行症などに行われます。

リハビリテーションは、失われた機能を回復させることで、機能を元通りに再建すること、あるいは残された健康な部分に働きかけて機能を再統合し、社会適応を目指すものです。精神科リハビリテーションには、生活技能訓練などによる機能回復のほか、差別や偏見によるハンディキャップから患者さんの生活権利を回復する意味も含まれます。

洞察療法

これは患者さん自らが病気のしくみを理解し、見方を変えて、新しい生きかたを選ぶ治療です。内面の闇が深くなるほど、治療者には技巧より人間性が求められます。

精神分析療法は、患者さんと治療者が一定の枠組み（治療構造）の中で、症状のもつ意味と防衛機制を知り、背後に隠された内的な葛藤や欲求が幼少時の対人関係に起源をもつことを段階的に明らかにする治療です。治療過程で患者さんは、内面を見せまいと（抵抗）、子供っぽくなり（退行）、幼児期の人物に対して抱く感情や態度を治療者に向けます（転移）。治療者はこれらのもつ意味を言葉にして伝え（解釈）、患者さんの健康な自我に呼びかけ、それに向き合うことで患者さんは自分を知って現実生活を改善していきます。フロイトによる古典的精神分析から、ユンク派、自我心理学、対象関係論、ラカン派、自己心理学など、さまざまな分派がありますが、それぞれ力の置き所が異なります。

交流分析は、自我心理学をもとにカナダのエリック・バーン（一九一〇―七〇年）が考案した集団精神療法です。人は誰でも親、大人、子供という三つの自我をもつと見て、そのバランス（構造分析）、対人接触（交流パターン分析）、ゲーム時の心理（ゲーム分析）、人生のドラマ（脚本分析）を分析して人間関係の改善を図ります。

フォーカシングは、人や状況に対して身体に漠然と感じるフェルトセンスを重視し、その意味を明らかにすることで自己理解を深める現象学的精神療法です。

内観療法は、わが国の僧侶・吉本伊信《いしん》（一九一六―八八年）が一九三七年に浄土真宗の求道法から考案した内省療法です。これまでの対人関係のなかで、自分がしてもらったこと、して返したこと、迷惑をかけたことを想起し、罪責と愛に気づき、新しい世界観にいたります。原法では治療者の自宅に一週間泊まり込み、一日一六時間の内観に集中します。

心理要因の関与が大きい不安症、パニック症、解離症などには、基本的に心理・精神療法が有効です。患者さんの中には、薬に頼りたくない、カウンセリングだけで治したい、と希望する方がおられます。しかし多くの場合、心理・精神療法のみでは回復のスピードが遅く、治療期間が長引いてしまいがちです。魂精神層と体精神層には密接な関連があり、動悸、発汗、不眠、口喝などの身体症状も出現するので、薬物療法を併用して両方の精神層に働きかけるのが望ましいと思います。

3　霊精神層

霊精神層に働きかける治療をスピリチュアル・ケアと呼びます。体精神層に働く薬物は物質ですから、熱を下げたり、咳をとめたりすることはできても、人生の意味を与えることはできません。魂精神層に働く心理・精神療法は、自分の不足を補い、世間を渡る技術は教えてくれても、高みを求める方向を指し示してはくれないでしょう。スピリチュアル・ケアの本質は、患者さんの視点を高め、この世に存在する意義、辛くても生きる勇気を与え、未来に開かれた自由を取り戻すところにあります。

古典的なスピリチュアル・ケア

モラル療法（フランス語：traitement moral）は、一八世紀末にイギリスの茶商人ウィリアム・テュ一ク（一七三二—一八二二年）、イタリアの医師ヴィンチェンツォ・キアルージ（一七五九—一八二〇年）、フランスのピネルらによって推進された素朴な全人間的、人道的治療法です。モラルとは身体に対する心というほどの意味ですが、その語源は、倫理を表すギリシア語のエートス（家、住家、転じて人間の性格）、エトス（習慣、習俗）、ラテン語のmoralis（しつけ、おきて）です。精神病患者さんの一時的に失われた理性を取り戻すために、自宅から離して入院させ、キリスト教の理念のもとに優しく話しかけて、陥った悪や罪に共感し、親切な世話、宗教訓練、作業、娯楽などを通じてなぐさめ、希望を与える精神的な働きかけを重視しました。ドイツではロマン主義精神科医が、アメリカではベンジャミン・ラッシュ（一七四六—一八一三年）が採り入れました。やがて入院患者さんが増えると、本来の目的を離れて、医師による価値観の押しつけ、威圧的な説得、患者教育、集団生活の規律、仕事の割りふりなどに変質し、一九世紀半ばには廃れてしまいます。これはスピリチュアル・ケアの原型ですが、不可欠な要素から起こりがちな過ちまで、そのすべてを含んでいます。

フランクルのロゴセラピー（ドイツ語：Logotherapie）は、実存的空虚に陥った神経症患者さんに意味への意志を回復させることを目的とするスピリチュアル・ケアです。逆説志向、反省除去などの技法は、魂精神層に働く認知行動療法に近いものですが、その前提には、彼がコペルニクス的転回と呼ぶ視点の転換が置かれています。すなわち人間に内在する無意識の宗教性を呼び起こし、個人から人生に向かうのではなく、人生のほうから個人に発せられる問いに応答する責任が求められるのです。自力から他力への方向転換ともいえるでしょう。

現存在分析療法（ドイツ語：Daseinsanalyse）は、精神病を病気にかかった人間ではなく、人間そのものの病気（世界－内－存在の変容）と捉え、治療者との交流を通じて、今を脱皮し未来に開かれた本来的存在へ道を開こうとするスイスの精神科医ルートヴィヒ・ビンスワンガー（一八八一―一九六六年）のスピリチュアル・ケアです。今日のボーダーラインに近い統合失調症の患者さんに施行されましたが、技法の詳細は不明で、著作を見る限り十分な効果は得られていません。ビンスワンガーは、フロイトの精神分析とハイデガーの存在哲学をもとに現存在分析を創始しましたが、後年はフロイトの自然主義を批判し、ハイデガーからも離れていきました。

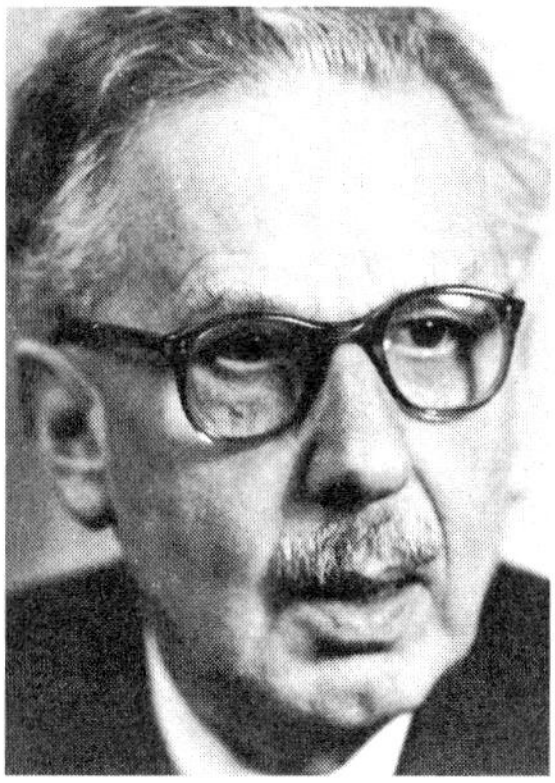

ビンスワンガー

わが国の精神科医・森田正馬《まさたけ》（一八七四―一九三八年）が考案した神経質に対する特殊療法である森田療法は、絶対臥褥《がじょく》、軽作業、重作業、生活訓練の四期から成るものです。原法は、患者さんを治療者の自宅に約五〇日間住み込ませ、隔離して行う点で、モラル療法の基本を踏んでいます。絶対臥褥とは、トイレ、洗面、食事以外の活動を一切禁止することで、休息によって心身の疲労を回復させ、患者さんの煩悶苦悩を破壊します。森田によると不安、恐怖、不眠、強迫などの煩悶苦悩は、襲ってくる欲動を自ら否定して抑えようとするために生じるので、これを絶対臥褥によって放棄して仏教でいう無礙《むげ》の状態に導き、禅語にある「一波を以て一波を消さんと欲す、千波萬浪交々起る」悪循環を断ち切ろうとするものです。森田の卓見は、彼のいう神経質の本質が、まだ到来していない未来の懸念を先取りした同一平面上の過剰な自助努力にあることを見抜き、その解決のために自力から他力への次元の転換を促す点にあります。森田自身は宗教的方法ではないと述べていますが、現代ではほぼ行われなくなった絶対臥褥こそ視点の転換を促すスピリチュアル・ケアに属するもので、二期以降は行動療法、訓練療法になっています。

神律療法

これは私がキリスト教理念を基盤にして、モラル療法とロゴセラピーを統合発展させた人間学的スピリチュアル・ケアです。神律（ドイツ語：Theonomie）とは、ティリッヒが提唱した宗教概念で、自ら行動する自律でも、外から動かされる他律でもなく、人間が神と無制約に関わりをもつことで自由な創造活動を営むことを指します。神律療法は、主治医が患者さんの三つの精神層に働きかける精神科医療です。すなわち薬物調整は医師、心理・精神療法は臨床心理士ないし公認心理師、スピリチュアル・ケアは司祭、牧師ないし僧侶という分業ではなく、一人の精神科医がそのすべてを同時に行うものです。治療者は患者さんに寄り添い、ともに祈り、治療の場に聖霊を招き入れて、人間に本来そなわっている霊性を活性化させることで、患者さんの視点を水平軸から垂直軸へ、すなわち自己中心から神中心へ方向転換させて、過剰な自己武装を放棄させ、価値の転倒を修復して、人生を引き受ける勇気へと導きます。そこで必要不可欠な要素は、祈り、使徒的治療者、治療的回心の三つです。

(a)祈　り

祈り（ラテン語：oratio）とは、人間を次元の異なる二つの方向、すなわち垂直方向では聖なるもの、永遠者、宇宙、神などと、水平方向では他者と結びつける霊的現象です。

祈りは第一に、自己の否定的な肯定です。人は祈っているときには自己を離れ、超越する何かに自分を委《ゆだ》ねます。祈りは、聖なるもの、超越的なものの前では自分は相対的存在にすぎず、無力であるという否定的な自覚から始まります。神は人間にとって絶対異質、絶対他者であり、両者の距離が絶望的に遠いことから、人間は創られたものであるという被造物感と、再び結びつきたいという渇望が生じるのです。自己否定から導かれた再結合への渇望が、逆説的に人間に生きる意味、希望、勇気を与えてくれます。すなわち、人間は本来、くじけやすく弱い存在ではありますが、神に愛され神と結ばれることで強くなり、自己を肯定できる確信が得られるのです。それは世俗のこだわりを棄て、霊の扉を開き、飛躍してより大きな生命の流れに乗ることにほかなりません。

第二に、祈りは瞑想や座禅のように周囲から自己を孤立させるのではなく、他者を包括するものです。人間は祈りを介して、水平軸の他者とも結びつくことができます。一九八二～八三年にサンフランシスコ総合病院で行われた心臓病患者さんの二重盲検調査によると、CCU（冠疾患治療室）入院患者三九三名を二群に分け、一方には院外から、本人には知らせず一人ひとりに祈り、他方には誰も祈らなかったところ、前者の群が有意に良好な経過をたどりました（Byrd 1988）。祈りは本来、自分のためではなく、他者のためにあるのです。

第三に、祈りは愛と感謝を含んでいます。先に述べたように、愛とは階層的な秩序をもち、自己から他者に働きかけ、対象のなかに高い価値を生み出す創造的な作用です。他者のために祈ることは、その人を愛することと同じです。一方、自分も他者からの祈りの中にあり、無数の愛の中に生きています。そのことに気づくなら、祈りは自然と感謝になります。

私たちの祈りとは、あて先のない手紙のように、聖なるものに届くのかさえ分からない一方的な願望や期待ではなく、望みがすでに達成されたことへの感謝です。新約聖書の『マルコによる福音書』には「祈り求めるものはすべて既に得られたと信じなさい」（一一・二四）と記されています。一方、わが国の親鸞の唱える念仏もまた、阿弥陀如来の本願が達成されたことを確信する感謝の応答にほかなりません。

(b)使徒的治療者

神律療法には特別な治療者を必要とします。使徒（ギリシア語：アポストロス（apostolos））の原義は「派遣された者」であり、福音を伝道する権威と役割をもつ人のことです。イエスの弟子たちは、初めから使徒だったわけではありません。イエスの処刑後、その場から散りぢりになって逃げた弟子たちには、これですべてが終わってしまった、という絶望感、無力感が広がったに違いありません。守ってくれる組織も、よって立つ地位も財産も教養もなく、肝心な場面ではだらしなく眠り呆けてしまい、いざ自分に危害が及びそうになると「イエスなど知らない、自分には関係ない」と師を見捨てて逃げ出してしまった、くじけやすく心の弱い、すなわち私たちと少しも変わらない弟子たちが、事件の後、なぜあのように逞《たくま》しく立ち直り、自らの死も顧みずに困難な布教活動に邁進することができたのでしょうか。

この初期キリスト教最大の謎は、イエスを見捨てた後ろめたさ、フロイトのいう「喪の作業」などでは到底説明がつきません。イエスの悲劇と復活を目の当たりにして、破滅から再生へ、絶望から希望へ、弟子たちの心に劇的なカタルシスが生じたのでしょう。新約聖書の『使徒言行録』には、イエスは復活後四〇日間地上を歩んだ後に昇天し、さらに一〇日後の五旬節（ギリシア語：ペンテコステ）の日に、聖霊が弟子たちに下ったと記されています。以下は、弟子が使徒へと変貌する瞬間を捉えた記載です。

五旬祭の日が来て、一同が一つになって集まっていると、突然、激しい風が吹いて来るような音が天から聞こえ、彼らが座っていた家中に響いた。そして、炎のような舌が分かれ分かれに現れ、一人一人の上にとどまった。すると、一同は聖霊に満たされ、〝霊〟が語らせるままに、ほ

かの国々の言葉で話しだした。（二・一―四）

死んだイエスは、自分たちとともに生きている、人々の中に今も生き続けている。キリスト復活の意味とは、天から聖霊が伝え、内なる霊性が獲得した、この確信を指すと思われます。「ほかの国々の言葉で話しだした」とは、これから使徒たちがさまざまな地域に派遣され、それぞれ異なる言語で福音を伝えることを象徴的に表現したものとされています。

すなわち使徒とは第一に、自らの力ではなく外からの力で生きる霊的な存在です。キルケゴールは、天才と使徒を比較して、前者は自分の持って生まれたものによって生きる人であるのに対して、後者は自分の外から到来して自分を超える存在から託されたものによって生きる人であるとして、次のように述べています。

使徒は生まれるのではない。使徒は神に召し出され、神に使命を託されて遣わされる人である。〔…〕人間はだれでも本質的には等しく使徒になれるのである。〔…〕
〔…〕超越性の領域、逆説的‐宗教的な領域を生れ故郷とする（キェルケゴール 一九八一）

使徒とは第二に、自分の力を超える聖なるものを指し示す存在です。カール・バルトは、使徒を自分のもっている教養や技術を誇示するプラスの人間ではなく、自分と他人の空洞が見えるマイナスの人間であると考え、次のように述べています。

神の道において出会う人たちは、互いに分かち合うべきものを持っている。ある人は、他の人にとって何ものかでありうる。〔…〕それは決して彼の内面にある豊かさによるのではない。彼が現にあるところのものによるのではなくて、まさに彼が現にないところのものによって、彼の欠乏によって、彼の嘆きと望み、待つこと〔ドイツ語：warten〕と急ぐこと〔pressieren〕によって、彼の存在の内にあって、彼の地平を越え、彼の力を越えるある他者を指し示すすべてのものによってである。使徒とは、プラスの人間ではなく、マイナスの人間であり、このような空洞が見えるようになる人間である。〔…〕彼は自己を積極的に目立たせることに少しも重きを置かないからこそ、聖霊は彼を通じて恵みを与える。〔…〕それは君からでも私からでもなく、われわれはどちらも無であり、何も持たないからである。われわれを越え、われわれの背後に、われわれの彼岸に、それが現にあるということで十分である。（バルト 二〇〇一。一部改訳）

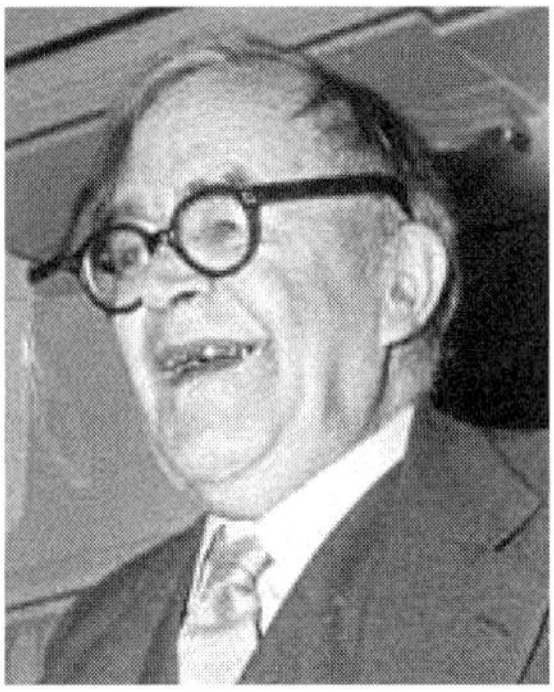

カール・バルト（出典：Wikimedia Commons）

使徒的治療者は自らの知識、力、技術ではなく、嘆きと希望によって患者さんの霊精神層に働きかけます。それを可能にするためには、互いの中にいつも聖霊を招き入れ、働かせる場を空けておく必要があります。

治療者は患者さんを説得するのではなく、愛をもってその凍りつくような孤立感、薄氷をふむような存在のたよりなさを引き受け、自身はむしろ寡黙、透明になることで患者さんにいわば武装解除を促します。すなわち患者さんが自らこの世に築いた過剰な自助努力、頼らざるをえない祭壇、悪を手放すように働きかけるのです。

(c)治療的回心

神秘体験は長くは続きませんが、その人の人生を一変させることがあります。これを回心（ギリシア語：メタノイア（metanoia）、英語：conversion、ドイツ語：Bekehrung）と呼びます。回心とは、悪事を働いた人が反省する改心ではありません。自己内面の無秩序を統一し、視点を水平から垂直に向け、生きかたを自己中心から神中心に転換すること、すなわち聖なるもの、神との関係の修復なのです。回心はヘブライ語でニッハムといい、痛みを共有することです。すなわち回心には他人の苦しみ、哀しみ、痛み、怒りに対して手を差しのべて共有する、という意味が含まれています。

回心する、再生する、恩恵を受ける、宗教を体験する、安心を得る、というような言葉は、それまで分裂していて、自分は間違っていて下等であり不幸であると意識していた自己が、宗教的な実在者をしっかりとつかまえた結果、統一されて、自分は正しくて優れており幸福であると意識するようになる、緩急さまざまな過程を、それぞれあらわすものである。（ジェイムズ　一九六九—七〇）

ウィリアム・ジェームズは、このように述べた上で、回心によって生じる感情状態には以下のような三つの特徴があるとしています。

⑴平　安
⑵真理の悟り
⑶外界の変化

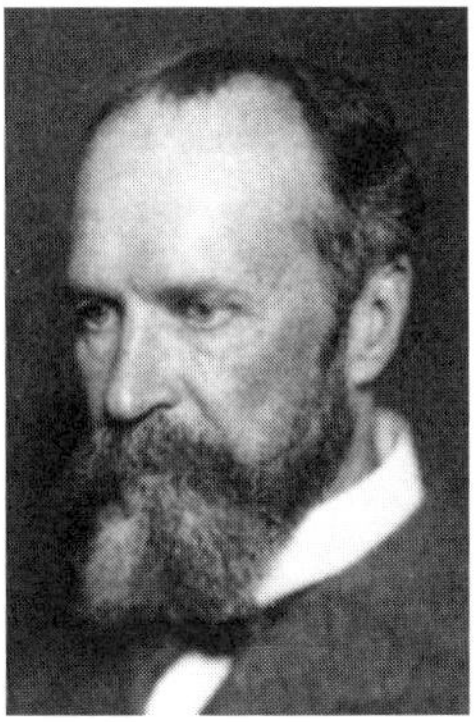
ウィリアム・ジェームズ

すなわち、外的な状況は変わらなくても、すべての苦悩がなくなり、これまで知らなかった真理を悟った確信が得られて、世界が新しく美しく見え、調和と平安のうちに、生きようとする意志が芽生えるのです。精神病の治癒もまた、心の平安を得て生きる意味を取り戻すことです。人間は神への対向性を根源的にもつ宗教的存在であり、その目標は神の内にある平安に求められます。アウグスティヌスの著書『告白』冒頭の有名な言葉には、神からの離反と関係の修復が示されています。

あなたはわたしたちをあなたに向けて造りたまい、あなたのうちに憩うまで、わたしたちの心は不安に駆られるからである。（アウグスティヌス 一九七六）

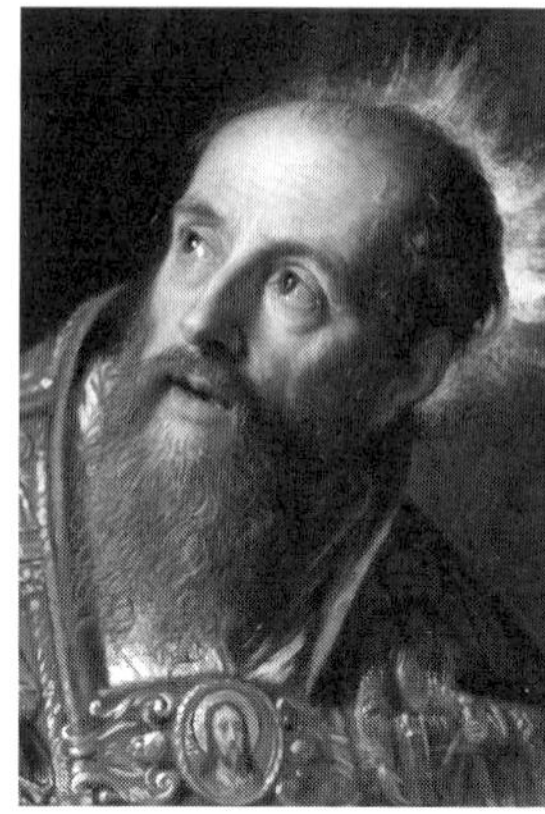
アウグスティヌス

「あなたに向けて」（ラテン語：ad te）は、被造物に創造の初めから与えられている神への対向性のことです。「あなたのうちに」（in te）は、神の内に憩う被造物の目標を示しています。心とは、心理状態のことではなく、人間存在全体です。不安とは、外的状況（地震、災害、集団感染など）からくる恐怖ではなく、心理的に落ち着かない状態でもなく、内面の平安（quies）、人間としての平和を失うことです。『告白』にはしばしば、神との断絶、離反を指す「あなたから離れて」（abs te）という表現が登場します。ここには神と断絶した人間が本来あるべき関係に回帰する運動が描かれていますが、これこそが神律療法の最終目標でもあるのです。

4　すべての人に向けて

それではキリスト教徒でない患者さんは治療対象にならず、治癒の見込みがないのでしょうか。わが国のキリスト教徒はごくわずかに過ぎず、私たちの大半は特定の宗教をもっていません。どうすればよいのでしょうか。

キリスト教カトリックの現在の立ち位置からお話しします。ハイデガー、シェーラーの影響を受けた現代ドイツのカトリック神学者カール・ラーナー（一九〇四―八四年）は、神の方から人間に対して、私たちの自由や意志に先だって一方的に自らの存在を分かち与える行為――神の自己譲与（ドイツ語：Selbstmitteilung Gottes）という思想を展開しました。人間実存の深いところ、すなわち霊精神層にこの準備があるからこそ、私たちは歴史上に登場したイエスを直観的にキリストとして理解し、それを受け容れて福音を聞きとることができたとして、次のように述べています。

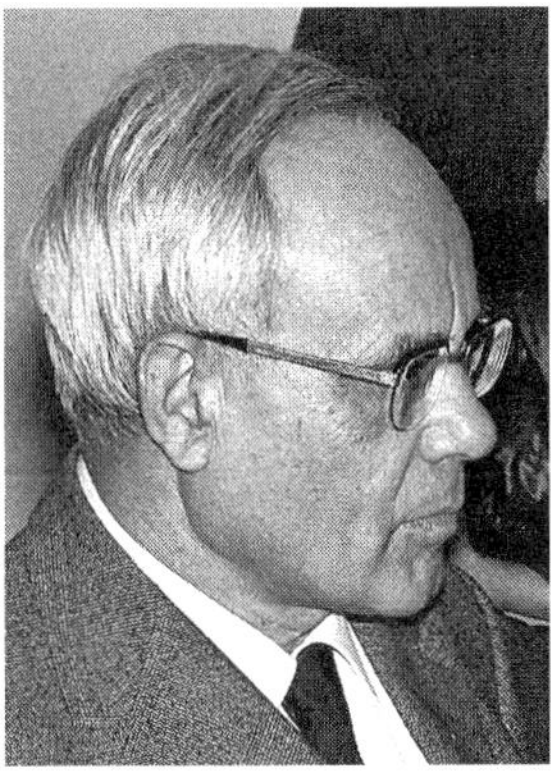

ラーナー

受肉と十字架は、スコラ哲学の用語を使って表現すれば、神が世界に対してなす普遍的な自己譲与の「目的因」である。神の自己譲与は、自ら以外に根拠を持たぬ神の救済意志とともに普遍的に与えられており、われわれはこれを聖霊と呼ぶ。この意味で、受肉と十字架は聖霊が世界の中に普遍的に譲与されていることの原因である。（ラーナー　一九八二）

これを推し進めると、すべての人間はイエスに出会う以前から神の恵みにあずかっており、それを意識しようがしまいが、誰もが無名のキリスト者（ドイツ語：anonyme Christen）である、という考えに達します。ラーナーは一九六〇年代の第二ヴァチカン公会議では神学顧問を務め、その思想をもとにしてキリスト教の大本山であるカトリック教会は画期的な方向転換を果たしました。すなわち、プロテスタントでも仏教でもイスラム教でも、宗派を越えた信教の自由を宣言したのです。これによって、信仰のあるなしを問わず、すべての人に救済の道が開かれることになりました。

ヤスパースの了解は、これまで感情移入（自己投入）によって生じる一種の共同感情と考えられてきました。しかし、シェーラーは了解概念を発展させ、共同感情にとどまらず自己の精神の本質が他者の精神の本質に存在参与（ドイツ語：Seinsteilnahme）することにあると考えます。そうであるなら、存在参与は人間同士だけでなく、神と人間の間にも成立することになります。神は人間にとって絶対他者ですから、その存在を理性で説明することも、人間から感情移入して把握することもできません。神の自己譲与とは、神の方から人間に存在参与することで、人間に自己を開示する自由を与える神秘です。復活したイエスはマグダラのマリアに自己譲与して呼びかけ、存在参与することでアガペーを示し、閉ざされていた彼女の目を開かせました。このように考えると、ヤスパースは了解の背後に神と人間の関係修復や救済を、了解不能な病的過程の背後に霊精神層の破綻を、さらにその先に精神医学の脱世俗化をも見通していたのかもしれません。

聖なるもの、超越的なもの、神からの恩恵は、キリスト教徒でも仏教徒でもイスラム教徒でも、たとえ無信仰でも、すでに私たちすべてのもとに届いています。使徒的治療者は、患者さんの体精神層と魂精神層に働きかけながら、霊精神層にこのメッセージを届け、治療的回心に導く役割を果たすのです。患者さんもまた、特定の宗教を信じていなくても、メッセージをそのまま受けとればよいのです。この考えは親鸞の霊性思想によく似ています。親鸞の勧める念仏は、悪から逃れられない私たちすべてに阿弥陀如来から差し伸べられる救いに対する感謝の応答だからです。

精神病の回復、治癒は、最適な薬物調整と心理・精神療法、それに神律療法を組み合わせることで初めて成立します。人生に勝ち負けはありません。精神病は負けたのではなく、患者さんも決して「負け組」ではありません。人間の宗教的本質を自覚し、聖なるものに謙虚に向き合うことで、すべての人に治療への道は開けます。それらを可能にする救いは、もう到来しているのですから。

終章

エマオへの道

心安らかにするがいい。あなたがわたしを見出していなかったなら、
あなたはわたしを求めはしないだろう

パスカル

心の病気の頻度は一般成人人口のおよそ九〜一七％（一二ヵ月間の有病率）と見られています。多いのは不安症、気分・感情症、アルコール関連症などです。生涯有病率は一八〜三六％で、三〜五人に一人は人生のどこかで、軽症重症を問わず、何かしら心の病気になります。人口が高齢化すると認知症が増えるので、今後さらに多くなることでしょう。

精神科医の数は世界でおよそ十数万人といわれています。本当のところが分からないのは、試験で専門医を選抜する国から、他科とかけもちで自己申告だけすればよい国まで、制度がさまざまに違うためです。人口一〇〇万人あたりの精神科医数は一〇〇人程度が適正といわれています。経済発展と密接な関連があり、先進工業国ほど多い傾向があります。アメリカは一二〇〜一四〇人、イギリス、フランス、わが国などは九〇〜一二〇人、シンガポール、台湾、韓国などは三〇〜五〇人、インド、タイ、ベトナム、中国などは一〇〜二〇人、アフリカ諸国は一〇人以下と大きな格差が見られます。わが国では心療内科という他国にない診療科があるために事情が複雑なうえ、大都市に集中偏在する傾向があります。

精神科医の役割は精神科病院、メンタル・クリニックでの診療ばかりでなく、総合病院での他科との連携（コンサルテーション・リエゾン精神医学（consultation-liaison psychiatry））、ターミナル・ケア、介護施設、企業の産業医などに広がっています。一方、発展途上国では安全な飲料水の確保、寄生虫や感染症の対策、乳児死亡率の改善など、差し迫った優先課題があり、心の病気に目が向けられるには公衆衛生や身体医学が十分にいき渡り、国民医療水準全般の向上を待たねばなりません。心の病気が世間からは、単なる引きこもり、なまけ病、ぜいたく病と見られ、精神医学も他科の医師からは、表向きは重要とされながらも実際はあってもなくてもよい余剰医学、病院の収益にならない診療科と見なされがちなのは、こうした背景があるからです。今でも内科や外科など身体医学の診療科では、検査に異常所見が見つからないとすぐに「ヒステリー」、「ストレス」と診断されて、まともな病気として扱われなくなる患者さんが少なくありません。

人間学を通して見ると、精神医学は二重の世俗化を抱えています。第一は患者さんの症状形成であり、第二は精神医学の資質そのものです。どちらの世俗化も、心の健康を考えるうえで避けて通ることはできません。霊的精神力動論と神律療法は、人間学を用いて二重の世俗化を解決するために考案されたものです。

啓蒙思想と実証化（エヴィデンス）を信奉して神を棄て、より正しくは霊から目をそらして、世俗化の道を加速させながら邁進してきた近代・現代精神医学が、超越的なもの、聖なるものに立ち戻ろうとしたことは、これまでにも幾度かありました。一九世紀なかばのロマン主義精神医学、二〇世紀初頭のヤスパース、二〇世紀後半のフランクルなどです。いずれもドイツ・オーストリア文化圏に出現したのは偶然ではありません。ギリシア哲学、ユダヤ・キリスト教神学、自然科学を統合する人間学は、ラテンでもアングロ＝サクソンでもスラヴでもなく、ゲルマン民族が成し遂げた成果だからです。このことはクラシック音楽がお好きな方ならすぐにお気づきでしょう。バッハ、モーツァルト、ベートーヴェン、シューベルト、シューマン、ブラームスらを輩出したヨーロッパ音楽の系譜と興味深い一致が見られるからです。ギリシア人は目の国民と呼ばれるのに対して、ユダヤ人は耳の国民といわれます。ゲルマン人もユダヤ人と同じく耳の国民であり、霊の国民でもあるのでしょう。

人間は宗教的存在として動物を乗り越えることができました。一方、その代償として精神病を引き受けることになりました。誰も病気になることは望みませんが、精神病は霊精神層をもつ人間にとって宿命的な病気なのです。身体の病気は、心筋梗塞でも腎不全でも肺がんでも、発病と治療を通して、時には死に直面することで、患者さんの心身にネガティヴな側面ばかりでなく、家族の深まり、新しい人生の過ごし方などのポジティヴな側面をもたらす可能性があります。しかし、精神病は私たちを、それとはまったく異なる次元に誘《いざな》います。発病すると、パスカルが述べたように、かつて栄光の座にあったものだけが頽落《たいらく》を知る「廃王〔フランス語：roi déposséde＝地位を剝奪された王、国を失った国王〕の悲惨」（L一一七、B四〇九）（パスカル 二〇一二）の形で、日常では感知しえない人生の神秘にふれ、人間存在の真髄に到達することがあるからです。精神病は人間が本来、宗教的存在であることを、病気を通して教えてくれるのです。

精神医学が抱える二重の世俗化を根本的に解決するためには、啓蒙思想や実証化などの自然宗教ではなく、啓示宗教の霊に働きかける以外に方法はありません。新約聖書の『ヨハネによる福音書』（一四・一六―一七）によると、イエスは聖霊あるいは弁護者（ギリシア語：パラクレートス）を送ると約束して地上を去りました。したがって、今は聖霊の時代だといえるでしょう。聖霊は、神が人間に恩恵を授ける恵みの霊です。私たちは神を直接見ることはできません。聖なるものは目に見えない聖霊という形で人間に関わり、神は人間を介して働きます。私たちは超自然現象ではなく、身近な人間の営みの中に霊の働きを感じ、神を見るのです。

私たちの人生は一般に、楽しいことより苦しいことのほうがはるかに多いものです。病気にかかればなおのこと、生きる辛さを自分の努力だけでは解決できないことが少なくありません。心を病む患者さんは、自分の人生を引き受ける勇気が萎えています。しかしキリスト教は、早々に命を絶って神のもとで安らかに憩うのではなく、辛くてもこの世を生き抜くこと、人生の意味を求めることを勧めています。そのためには勇気を取り戻さなければなりません。聖書はイエスの次のような言葉を伝えています。

　これらのことを話したのは、あなたがたがわたしによって平和を得るためである。あなたがたには世で苦難がある。しかし、勇気を出しなさい。わたしは既に世に勝っている。（『ヨハネによる福音書』一六・三三）

ここに記載された勇気（ギリシア語：サルロス）は、ヒュポメネインと同じく信仰、忍耐、希望と結びついた高尚な語です。それは犠牲をはらってでも奥に秘めた目的を果たし、完全性を実現することを指しています。やがて本来の勇気（ドイツ語：Mut、フランス語：courage）と、死を恐れずに戦う軍人の勇敢（ドイツ語：Tapferkeit、ラテン語：fortitudo）は、しばしば混同されるようになりました。

ティリッヒは「勇気とは、〈それにもかかわらず〉自己を肯定することである」と述べています（ティリッヒ 一九九五）。ここに登場する勇気は、もちろん勇敢ではなく、本来の勇気です。それは、自分がありのままの自己を受け容れることではありません。本来くじけやすく欠点だらけで、とても自己肯定などできない私たちを愛し、無条件に受け容れて肯定してくれる超越的な存在を前提とし、それに謙虚に向き合うことではじめて可能になる逆説的な行為を指しているのです。

患者さんは、底知れぬ虚無感、先の見えない不安から自分を守るために、ほかにとれる方策が見当たらず、やむなく身にまとった世俗の防具を容易に手放すことができません。人生の方向を水平軸から垂直軸へ、視点を上げて自己中心から神中心へ転換すること、すなわち治療的回心に至るには、通常長い時間がかかります。勇気を要する困難な道ではありますが、決して不可能ではありません。

一方、精神科医も世俗化した精神医学から容易に脱却することができずにいます。精神医学は身体医学とどこかが違う、心の病気は人間の本質とどこかで結びついている、と秘かに感じている精神科医は少なくありません。しかし宗教、神、霊などを持ち出そうものなら、「中世の医学に逆戻りした」と周囲から奇異な目で見られるのではないかと恐れています。対象を体精神層だけに絞り、身体医学の医師たちと同じ目線に立って、自然科学用語のみで議論に参加し、エヴィデンスのある研究論文を多数発表することが、医学界では仲間外れにされず、公的研究費や社会的地位を手にいれるために有利に働くからです。わが国では宗教が生活に深く根付いておらず、キリスト教信徒が官庁や会社で信仰を隠して「隠れキリシタン」を貫いている現状と似ています。

新約聖書の『ルカによる福音書』には、イエスの処刑後、不安で動揺する弟子二人がエマオという村で復活したイエスに出会う場面が記されています。

ちょうどこの日、二人の弟子が、エルサレムから六十スタディオン離れたエマオという村へ向かって歩きながら、この一切の出来事について話し合っていた。話し合い論じ合っていると、イエス御自身が近づいて来て、一緒に歩き始められた。しかし、二人の目は遮《さえぎ》られていて、イエスだとは分からなかった。〔…〕

一行は目指す村に近づいたが、イエスはなおも先へ行こうとされる様子だった。二人が、「一緒にお泊まりください。そろそろ夕方になりますし、もう日も傾いていますから」と言って、無理に引き止めたので、イエスは共に泊まるため家に入られた。一緒に食事の席に着いたとき、イエスはパンを取り、賛美の祈りを唱え、パンを裂いてお渡しになった。すると、二人の目が開け、イエスだと分かったが、その姿は見えなくなった。二人は、「道で話しておられるとき、また聖書を説明してくださったとき、わたしたちの心は燃えていたではないか」と語り合った。

（二四・一三—三二）

二人の弟子は、イエスに出会っているのに、最初はそれと気づきませんでした。二人の閉ざされた目を開かせ、生きる勇気をもたらしたのは、自分たちが復活したイエスと共にあるという確信だったに違いありません。

聖霊の恵みを活用して信仰を深める方法は古くから存在しました（イグナチオ・デ・ロヨラ 一九九五）。キリスト教の原始共同体から修道生活（イエズス会、カルメル会など）の中で行われてきた霊的同伴あるいは霊的指導は、同伴者と被同伴者が定期的に面談して信仰を深めるものです。すなわち東洋の伝統にみられるような自力の孤独な修行、悟りを開いた賢者が背後を歩く弟子に道を教示する形ではなく、同伴者と被同伴者が真の同伴者である聖霊の働きを識別しながら、読書、瞑想、祈り、観想などを通して互いに真理を探し求め成長する形をとるのです。

精神科医が霊精神層に踏み込んで使徒的治療者になるのにも勇気を必要とします。エマオに向かう二人の旅人の一人は患者さん、もう一人は精神科医です。患者さんと治療者は、どちらも何も持たないことで対等な関係にあります。旅の目的は、この世に身を置きながらこの世に染まらず、ともに世俗の財を手放してその場に霊を招き入れ、自分たちを超越する存在を志向する脱世俗化にほかなりません。

神律療法に欠くことのできない要素にユーモアがあります。フランクルは『夜と霧』のなかで、驚いたことに過酷な収容所生活においてさえ、囚人たちの間にユーモアが存在したことを伝えています。彼はユーモアを、周囲から距離をとって「自分を見失わないための魂の武器」と表現しました（フランクル 二〇〇二）。フランクル自身もユーモアに溢れていたことは、多くの人の証言が残っています。シェーラーを研究し、東京の上智大学神学部で長年教鞭をとり、二〇二〇年に亡くなったドイツ出身のアルフォンス・デーケン神父は、ユーモアを次のように定義しています。

　ユーモアとは、にもかかわらず、笑うことである。（デーケン 一九九〇）

ユーモアは、安易な駄洒落や悪ふざけではありません。ティリッヒも勇気の定義に述べている「にもかかわらず」（英語：although、ドイツ語：trotzdem）とは、現実は確かにそうかもしれないけれど、それでもやはり、という否定から肯定へ、絶望から希望への転換を指しています。苦しみ、哀しみのただなかにあって、それでもなお自分と環境から少し距離をとり、ものごとを別の立場から見直す自己超越性であり、何かしら意味を見出してすべてを受容し、微笑みをもって肯定する晴れやかな態度価値のことです。

　ヤスパースやフランクルを発展継承する脱世俗化した第三の精神医学において、患者さんと精神科医はともに、遥か遠くから呼びかける声に耳を澄ませ、霊がいつもそばにあるという確信を共有します。そして神律他力によって、自分たちがあるべき姿へと変えられていくこと、次元を超えて、より高みへと導かれていくことを恐れない勇気と希望とユーモアを抱いて、祈りを深めるのです。

註

[第一章]

1　シェーラーはフッサールとの面談の印象を次のように回想している。「筆者（シェーラー）は自分がそれまで傾倒していたカント哲学に不満を抱き、われわれの直観に与えられているものの内容は、感性的要素やそこから派生したもの、さらにそれと結びついた論理的統一形式によって覆われているものより本来はるかに豊かである、という確信を抱くようになった。筆者がこのような意見をフッサールに説明し、理論哲学を構築するための実り豊かな新しい原理はこうした洞察にあると考えている、と述べると、フッサールは直ちに、自分もやがて出版する新しい論理学に関する著作で、同じように直観概念を類比的に拡張して、いわゆる「カテゴリー的直観」に適用しようとした、と述べたのである。この瞬間からフッサールと筆者との間に精神的な結びつきが成立し、筆者にとってそれは非常に実り豊かなものとなった」（デーケン 一九九五）。

2　「そのとき主が通り過ぎて行かれた。主の御前には非常に激しい風が起こり、山を裂き、岩を砕いた。しかし、風の中に主はおられなかった。風の後に地震が起こった。しかし、地震の中にも主はおられなかった。地震の後に火が起こった。しかし、火の中にも主はおられなかった。火の後に、静かにささやく声が聞こえた」（『列王記 上』一九・一一―一二）。

3　ディオニュシオス・アレオパギテース（五〜六世紀）の否定神学、ニコラウス・クザーヌス（一四〇一―一六四年）の神秘主義などで用いられた隠れたる神（デウス・アブスコンディトゥス（deus absconditus））を人間に適用したといわれる。

4　負担軽減原理（Entlastungsprinzip）は、アルトゥール・ショーペンハウアー（一七八八―一八六〇年）から示唆を受けたとされる。

［第二章］

1 グノーシス（gnosis）は、ギリシア語で「認識」を意味する。グノーシス主義は、一〜四世紀に教会内外で発生し、光と闇、霊と肉体の二元論と両者の合一による救済を主張した思想運動。ヘレニズム末期に隆盛となり、中期プラトン主義、中世の錬金術、ユンク心理学にも影響を与えた。

2 新プラトン主義（Neo-Platonism）とは、三〜六世紀にプラトン哲学と東方神秘宗教が結びついた思想。一九世紀半ばの造語。

3 半ペラギウス主義（Semi-Pelagianism）は、五世紀に南ガリアの修道院でアウグスティヌス恩恵論を批判した思想。神は善をなす人間を救済するが、原罪を負う人間のほうから第一歩を踏みだすべきだと主張した。

［第四章］

1 アンヘドニアは「快楽消失」と訳され、統合失調症にも抑うつ症にも用いられる。近年は気分・感情症概念が拡大したために、抑うつ症の生物学的症状に用いる傾向が多い。本書では人間学の立場からアンヘドニアを霊精神層の脱落症状と見なしている。

文献一覧

日本語文献

江口重幸 二〇〇七『シャルコー――力動精神医学と神経病学の歴史を遡る』(精神科医からのメッセージ)、勉誠出版。
香川修庵 二〇一九『一本堂行余医言 巻之五 㾕とその周辺』濱田秀伯監修、上宇都ゆりほ・岩熊麻由美訳、創元社。
金子晴勇 一九九四『聖なるものの現象学――宗教現象学入門』世界思想社(Sekaishiso seminar)。
―― 二〇一三『ルターの知的遺産』知泉書館。
鈴木大拙 一九七二『日本的霊性』岩波書店(岩波文庫)。
濱田秀伯 二〇一五a「ルサンチマンと妄想形成」、『ラクリモーサ――濱田秀伯著作選集』弘文堂(ぐんま精神医学セレクション)。
―― 二〇一五b「精神病症状の層的評価――人間学的精神病理学の立場から」、『ラクリモーサ――濱田秀伯著作選集』弘文堂(ぐんま精神医学セレクション)。
日野原重明 二〇一四『医学するこころ――オスラー博士の生涯』岩波書店(岩波現代文庫)。
保崎秀夫 二〇一一「統合失調症の概念」、『保崎秀夫著作集』第一巻、弘文堂(ぐんま精神医学セレクション)。
三木清 一九八〇『パスカルにおける人間の研究』岩波書店(岩波文庫)。

山内久明・阿部良雄・高辻知義 一九九七『ヨーロッパ・ロマン主義を読み直す』岩波書店（岩波セミナーブックス）。
和辻哲郎 一九三四『人間の学としての倫理学』岩波書店（岩波全書）。

邦訳文献

アウグスティヌス 一九七六『告白』（改訳）（全二冊）、服部英次郎訳、岩波書店（岩波文庫）。

イエズスの聖テレジア 一九六六『霊魂の城』東京女子カルメル会訳、ドン・ボスコ社。

イグナチオ・デ・ロヨラ 一九九五『霊操』門脇佳吉訳、岩波書店（岩波文庫）。

ヴェイユ、シモーヌ 一九六七『神を待ちのぞむ』田辺保・杉山毅訳、勁草書房。

エー、アンリ 一九七九『ジャクソンと精神医学』大橋博司・三好暁光・浜中淑彦・大東祥孝訳、みすず書房。

エラスムス、デジデリウス 一九八九『エンキリディオン』金子晴勇訳、『宗教改革著作集』第二巻、教文館。

オットー、ルードルフ 二〇〇五『聖なるもの——神的なものの観念における非合理的なもの、および合理的なものとそれとの関係について』華園聰麿訳、創元社。

キェルケゴール、セーレン 一九三九『死に至る病』斎藤信治訳、岩波書店（岩波文庫）。

—— 一九八一「天才と使徒との相違について」桝田啓三郎訳、『現代の批判 他一篇』岩波書店（岩波文庫）。

クレランボー、ガエタン・ガティアン・ド 一九九八『精神自動症』針間博彦訳、星和書店。

ゲーレン、アルノルト 一九七〇『人間学の探究』亀井裕・滝浦静雄ほか訳、紀伊國屋書店。

ジェイムズ、ウィリアム 一九六九—七〇『宗教的経験の諸相』（全二冊）、桝田啓三郎訳、岩波書店（岩波文庫）。

シェーラー、マックス 一九七六―八〇『倫理学における形式主義と実質的価値倫理学』吉沢伝三郎・岡田紀子・小倉志祥訳、『シェーラー著作集』第一―三巻、白水社。

―― 一九七七a「道徳の構造におけるルサンチマン」林田新二訳、『シェーラー著作集』第四巻、白水社。

―― 一九七七b「同情の本質と諸形式」青木茂・小林茂訳、『シェーラー著作集』第八巻、白水社。

―― 一九七七c「苦悩の意味について」河上正秀訳、『シェーラー著作集』第九巻、白水社。

―― 一九七七d「人間と歴史」亀井裕・安西和博訳、『シェーラー著作集』第一三巻、白水社。

―― 一九七七―七八『人間における永遠なるもの』小倉貞秀・亀井裕・柏原啓一・岩谷信訳、『シェーラー著作集』第六―七巻、白水社。

―― 一九七八「愛の秩序」平木幸二郎訳、『シェーラー著作集』第一〇巻、白水社。

―― 二〇一二『宇宙における人間の地位』亀井裕・山本達訳、白水社（白水iクラシックス）。

シュライエルマッヘル、フリードリヒ 一九四九『宗教論』佐野勝也・石井次郎訳、岩波書店（岩波文庫）。

ジョルジェ、エティエンヌ・ジャン 二〇一四『狂気論』濱田秀伯監修、島内智子・鈴木一郎訳、弘文堂（ぐんま精神医学セレクション）。

ジンメル、ゲオルク 一九七六「運命の問題」酒田健一訳、『ジンメル著作集』第一二巻、白水社。

スムレーニュ、ルネ 一九八八『フィリップ・ピネルの生涯と思想』影山任佐訳、中央洋書出版部。

セリュー、ポール＋ジョゼフ・カプグラ 二〇一八『理性狂――解釈妄想病と復権妄想病』濱田秀伯監訳、千葉洋訳、弘文堂。

『DSM-III――精神障害の分類と診断の手引』The American Psychiatric Association編、高橋三郎・花田耕一・藤縄昭訳、医学書院、一九八二年。

ティリッヒ、パウル 一九六一『信仰の本質と動態』谷口美智雄訳、新教出版社（新教新書）。

―― 一九七八a「存在と意味」大木英夫訳、『ティリッヒ著作集』第九巻、白水社。

―― 一九七八b「境界に立って」武藤一雄・片柳栄一訳、『ティリッヒ著作集』第一〇巻、白水社。

―― 一九九五『生きる勇気』大木英夫訳、平凡社（平凡社ライブラリー）。

デーケン、アルフォンス 一九九〇『中高年の危機と挑戦』女子パウロ会。

―― 一九九五『人間性の価値を求めて――マックス・シェーラーの倫理思想』阿内正弘訳、春秋社。

ドレ、ジャン＋ピエール・ドニケル 一九六五『臨床精神薬理学』秋元波留夫・栗原雅直訳、紀伊國屋書店。

ニーチェ、フリードリヒ 一九六四『道徳の系譜』（改版）、木場深定訳、岩波書店（岩波文庫）。

パスカル、ブレーズ 二〇一二『パスカル パンセ抄』鹿島茂編訳、飛鳥新社。

―― 二〇一五―一六『パンセ』（全三冊）、塩川徹也訳、岩波書店（岩波文庫）。

ハスキンズ、チャールズ・ホーマー 二〇一七『十二世紀のルネサンス――ヨーロッパの目覚め』別宮貞徳・朝倉文市訳、講談社（講談社学術文庫）。

バルト、カール 二〇〇一『ローマ書講解』（全二冊）、小川圭治・岩波哲男訳、平凡社（平凡社ライブラリー）。

フーコー、ミシェル 一九七五『狂気の歴史――古典主義時代における』田村俶訳、新潮社。

フランクル、ヴィクトール 一九六一a『死と愛――実存分析入門』霜山徳爾訳、『フランクル著作集』第二巻、みすず書房。

―― 一九六一b『神経症――その理論と治療』第二巻、霜山徳爾訳、『フランクル著作集』第五巻、みすず書房。

―― 一九六二『識られざる神』佐野利勝・木村敏訳、『フランクル著作集』第七巻、みすず書房。

——二〇〇二『夜と霧』（新版）、池田香代子訳、みすず書房。

プレスナー、ヘルムート 一九七六「隠れたる人間」新田義弘訳、ボルノウ＋プレスナー『現代の哲学的人間学』白水社（白水叢書）。

フロイト、ジークムント 一九七七『ヒステリー研究』懸田克躬訳、『フロイド選集』（改訂版）、第九巻、日本教文社。

メーヌ・ド・ビラン、ピエール 二〇〇一『人間学新論——内的人間の科学について』増永洋三訳、晃洋書房。

ヤスパース、カール 一九七一『精神病理学原論』西丸四方訳、みすず書房。

ラーナー、カール 一九八一『キリスト教とは何か——現代カトリック神学基礎論』百瀬文晃訳、エンデルレ書店。

ラボリ、アンリ 一九五六『侵襲に対する生体反応とショック——人工冬眠療法の原理と応用』山口與市・土屋雅春・川村顕・秋庭忠義訳、最新医学社。

ラ・メトリ、ジュリアン・オフレ・ド 一九三二『人間機械論』杉捷夫訳、岩波書店（岩波文庫）。

ルター、マルティン 一九四一『マリヤの讃歌 他一篇』石原謙・吉村善夫訳、岩波書店（岩波文庫）。

外国語文献

Byrd, Cary Randolph 1988, "Positive Therapeutic Effects of Intercessory Prayer in a Coronary Care Unit Population", *Southern Medical Journal*, 81(7): 826-829.
Gehlen, Arnold 1958, *Der Mensch: seine Natur und seine Stellung in der Welt*, 6. Aufl., Athenäum-Verlag.
Kant, Immanuel 1920, *Logik: ein Handbuch zu Vorlesungen*, herausgegeben von Gottlob Benjamin Jäsche, 3. Aufl., Meiner (Philosophische Bibliothek).

Pleßner, Helmuth 1928, *Die Stufen des Organischen und der Mensch: Einleitung in die philosophische Anthropologie*, Walter de Gruyter.

Tauler, Johannes 1961, *Predigten*, übertragen und herausgegeben von Georg Hofmann, Herder.

あとがき

さまざまの事おもひ出す桜かな
芭　蕉

精神科医になって五、六年を経たころのことである。私は外来で一人の若い男性患者さんに出会った。高校生の彼は悲痛な面もちで「人生の意味が分からない、だから死ぬしかない」と訴えた。心の奥から絞り出すような叫びに、当時の私は困惑し、適切に対応することができなかった。医師になって五年もたつと、病気の診断や治療など一通りの知識を身につけ、臨床経験を積んで多少の自信もついてくる。しかしこの患者さんに対しては、それまで受けてきた教育も研修も学んだ知識も、何もかもまったく役に立たなかった。いろいろな薬を試しても、慰めても励ましても効果がなく、曖昧な返答を繰り返しながら次回の診療予約をとりつけるのが精一杯だった。

その後一〇年、二〇年と診療を続けるうちに、さまざまな年齢の患者さんたちが、教科書に記されているような症状の背後に、若いころから同じ悩みを引きずっていることに気づき、私はこれこそが精神病の本質であるとの確信を抱くようになった。精神医学の目的は、動物実験や画像で脳のメカニズムを明らかにするだけでなく、人間本来の価値を見出すところにある。精神科医の果たすべき役割とは、患者さんの悩みを聴き、環境や人間関係を調整し、向精神薬の処方を工夫するだけでなく、患者さんに生きる意味そのものを取り戻すことに違いない。

このように考え、答えを探し求めるうちにヤスパース、シェーラー、フランクル、パスカルらに出会うことができた。さらに池田敏雄神父、岩島忠彦神父、中川博道神父、晴佐久昌英神父らのもとでキリスト教神学を学びながら、たどり着いた成果を一〇年ほど前から、いくつかの学術論文、講演、シンポジウムなどで発表してきた。それらを一般読者向けに書き下ろしたのが本書である。今日まで私の人生を志高くあるように支えてくれた妻裕子に感謝する。また本書を企画立案していただいた講談社の互盛央さんにお礼申し上げる。

今、同じ悩みをもつ患者さんに出会ったなら、私ははっきりと答えることができる。人生に意味はある、あなたが生きる価値はある、と。

濱田秀伯

二〇二一年　春

濱田秀伯（はまだ・ひでみち）
一九四八年、東京都生まれ。慶應義塾大学医学部卒業。医学博士。フランス政府給費留学生としてパリ大学付属サン＝タンヌ病院に留学したあと、慶應義塾大学医学部精神神経科学教室准教授、客員教授、群馬病院長を歴任。現在、六番町メンタルクリニック・精神療法センター長、日本精神医学史学会理事長。専門は、臨床精神医学、精神病理学、フランスの妄想研究、キリスト教人間学。
主な著書に、『精神症候学 第2版』、『ラクリモーサ——濱田秀伯著作選集』、『精神病理学臨床講義 第2版』、『精神医学エッセンス 第2版補正版』（以上、弘文堂）など。
主な訳書に、G・ランテリ・ロラ『幻覚』（監訳、西村書店）、E・ジョルジェ『狂気論』（監修、弘文堂）、ポール・セリュー＋ジョゼフ・カプグラ『理性狂』（監訳、弘文堂）、香川修庵『一本堂行余医言 巻之五 癇とその周辺』（監修、創元社）など。

第《だい》三《さん》の精《せい》神《しん》医《い》学《がく》

人間学《にんげんがく》が癒《い》やす身体《からだ》・魂《たましい》・霊《れい》

二〇二一年　六月　八日　第一刷発行

著者　濱《はま》田《だ》秀《ひで》伯《みち》

発行者　鈴木章一

発行所　株式会社　講談社
東京都文京区音羽二丁目一二—二一　〒一一二—八〇〇一
電話（編集）〇三—三九四五—四九六三
（販売）〇三—五三九五—四四一五
（業務）〇三—五三九五—三六一五

装幀者　奥定泰之

本文印刷　株式会社　新藤慶昌堂

カバー・表紙印刷　半七写真印刷工業株式会社

製本所　大口製本印刷株式会社

ISBN978-4-06-523824-0　Printed in Japan　N.D.C.140　210p　19cm

講談社選書メチエの再出発に際して

講談社選書メチエの創刊は冷戦終結後まもない一九九四年のことである。長く続いた東西対立の終わりはついに世界に平和をもたらすかに思われたが、その期待はすぐに裏切られた。超大国による新たな戦争、吹き荒れる民族主義の嵐……世界は向かうべき道を見失った。そのような時代の中で、書物のもたらす知識が一人一人の指針となることを願って、本選書は刊行された。

それから二五年、世界はさらに大きく変わった。特に知識をめぐる環境は世界史的な変化をこうむったとすら言える。インターネットによる情報化革命は、知識の徹底的な民主化を推し進めた。誰もがどこでも自由に知識を入手でき、自由に知識を発信できる。それは、冷戦終結後に抱いた期待を裏切られた私たちのもとに差した一条の光明でもあった。

その光明は今も消え去ってはいない。しかし、私たちは同時に、知識の民主化が知識の失墜をも生み出すという逆説を生きている。堅く揺るぎない知識も消費されるだけの不確かな情報に埋もれることを余儀なくされ、不確かな情報が人々の憎悪をかき立てる時代が今、訪れている。

この不確かな時代、不確かさが憎悪を生み出す時代にあって必要なのは、一人一人が堅く揺るぎない知識を得、生きていくための道標を得ることである。

フランス語の「メチエ」という言葉は、人が生きていくために必要とする職、経験によって身につけられる技術を意味する。選書メチエは、読者が磨き上げられた経験のもとに紡ぎ出される思索に触れ、生きるための技術と知識を手に入れる機会を提供することを目指している。万人にそのような機会が提供されたとき初めて、知識は真に民主化され、憎悪を乗り越える平和への道が拓けると私たちは固く信ずる。

この宣言をもって、講談社選書メチエ再出発の辞とするものである。

二〇一九年二月　野間省伸